养好肝

YANG HAO GAN

血旺、目明、心情好

XUE WANG MU MING XINQING HAO

贾民勇　孙秀全　主编

青岛出版社

QINGDAO PUBLISHING HOUSE

图书在版编目（CIP）数据

养好肝 血旺、目明、心情好 / 贾民勇, 孙秀全主编. — 青岛：
青岛出版社, 2017.5
　　ISBN 978-7-5552-5468-3

　　Ⅰ.①养… Ⅱ.①贾… ②孙… Ⅲ.①柔肝—基本知识 Ⅳ.①R256.4

　　中国版本图书馆CIP数据核字（2017）第104019号

《养好肝 血旺、目明、心情好》编委会

主　编	贾民勇	孙秀全					
编　委	王国防	王雷防	杨同英	勾秀红	牛林敬	易　磊	王永华	杨亚飞
	王秋红	兰翠平	呼宏伟	陈永超	梁　琳	王　振	勾彦康	李志锋
	王　蕾	康杜鹃	邓丽敏	杨志国	王　培	王达亮	孙瑞鹃	谷晓玲
	付肇嘉	夏晓玲	王晓雅	李　婷	田建华	土晓明		

书　　名	养好肝 血旺、目明、心情好
主　　编	贾民勇　孙秀全
出版发行	青岛出版社
社　　址	青岛市海尔路182号（266061）
本社网址	http://www.qdpub.com
邮购电话	0532-68068091
策划编辑	刘晓艳
责任编辑	李加玲
封面设计	尚世视觉
印　　刷	晟德（天津）印刷有限公司
出版日期	2017年7月第1版　2021年10月第2版第2次印刷
开　　本	16开（700mm×1000mm）
印　　张	13.5
字　　数	150千
书　　号	ISBN 978-7-5552-5468-3
定　　价	29.80元

编校印装质量、盗版监督服务电话 4006532017　0532-68068050

建议陈列类别：医疗保健类

F前言
OREWORD

　　当今社会，快节奏的生活使人们的身体和精神都承受着巨大的压力，很多不良习惯让我们的身体长期处于亚健康状态，如抽烟、喝酒、熬夜等都会对我们的身体各器官造成伤害。当你熬夜醉酒的时候，抑或伤心、难过的时候，可曾想到你的肝脏正在被这些不良行为所伤害。

　　中医学认为，"肝藏血"，就是说肝有储藏、调节全身血量的作用。当人体活动的时候，机体的血流量增加，肝就会排出储藏的血液，以供机体活动的需要；当人们在休息及情绪稳定时，由于活动量减少，机体需要的血流量减少，多余的血液则储藏于肝。肝内储存一定的血液，既可濡养自身，以制约肝的阳气而维持肝的阴阳平衡，使气血调和，又可防止出血。因此，肝有"血海"之称。从某种意义上来说，百病之源，根在肝脏。肝不好，人就容易生病。肝脏与人体的各个脏器以及部位都是息息相关的。肝主周身的血液，肝血所到之处，各个器官才能正常工作。眼睛受肝血濡养，方能清楚地看到一切；关节受肝血濡养，方能活动自如……肝脏还有一个众所周知的功能，那就是——排毒。只有肝脏排毒功能正常，人体的健康才能有保障。所以，想要身体健康，就要养好肝脏。

　　日常生活中，我们对肝脏的认识和养护大都停留在"吃肝补肝"的粗浅层面上，其实养护肝脏有很多的方法，而且每一种方法都是有讲究的。这也就是我们所说的科学养肝。从科学的角度来看，养护肝脏不但用药有讲究，运动有技巧，甚至连饮食都是有学问的。

　　这是一本养肝、护肝的实用保健书。全书从认识肝脏开始，从中医的角度分别说明了肝脏的特点和功能，养好肝则血旺、目明、心情好。接着从养肝是一个系统工程的角度，说明中医理论中肝与其他脏器的密切关系，并告诉读者，一旦肝出现问题或发生疾病，身体会发出怎样的警报。书中重点介绍了如何运用简便易行的方法来养肝、护肝，分别讲解了养肝、护肝的食疗方法，以及简单易学的运动、按摩、刮痧、拔罐、艾灸等养肝法，告诉读者在日常生活中，如何调节心理以养肝，有哪些应该掌握的养肝、护肝细节。

本书内容简明清晰，一学就会。一书在手，养肝不愁。健康的身体是美好生活的必要条件，美好的生活从养肝开始吧。养好肝，血旺、目明、心情好！

编　者

C目录
CONTENTS

目
录

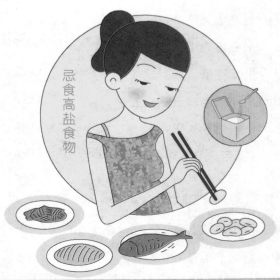

忌食高盐食物

第四章　运动强身，不吃药就能养肝的秘诀

第五章 六管齐下，中医养肝有妙招

▶ 养肝保健法——按摩

▶ 养肝保健法——刮痧

▶ 养肝保健法——拔罐

▶ 养肝保健法——中成药

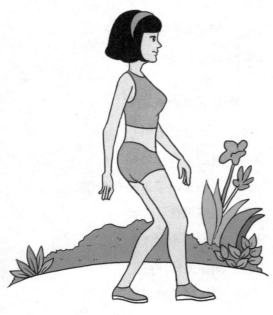

第六章 病由心生，好情绪有助肝健康

▶ 心理常识：忧愁过度，肝"伤不起"

▶ 心理调节：如何排遣忧愁

目录

第七章　细节决定健康，生活中的养肝学问

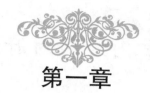

第一章

肝为命之源，养生重养肝

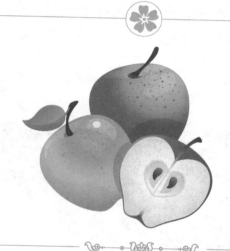

现代医学认为，肝有多种功能，我们能想到的大多数疾病状态，都或多或少与肝有关系。肝的功能对于维持生命极为重要，肝被称为生命之源。因此，养生就必须注重对肝的保养。养好肝，人体则血旺、目明、心情好。

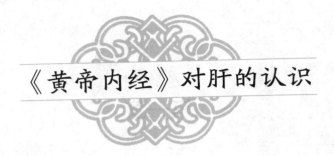

《黄帝内经》对肝的认识

什么是肝

　　肝，是人体最大的脏器，有储存、解毒、分泌、合成和防御等功能。中医学认为，肝开窍于目，主疏泄、藏血，与胆互为表里，有贮藏血液和调节血量的功能。

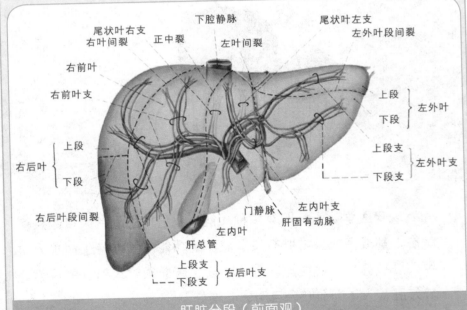

肝脏分段（前面观）

　　据《素问·灵兰秘典》记载："肝者，将军之官，谋虑出焉。"《黄帝内经》中把五脏比作中央官员，不同的脏器对应不同"职位"。其中心被比作"一国之君"，而肝因具有调节情志的功能，被称为有"谋虑"的"将军"。肝在人体中处于将军的位置，"捍卫周身""保护君主"（藏血养心）"平叛诸乱"（解毒），对人的思维也起着重要的作用，人的谋虑正是取决于肝。由肝在人体中的"职位"，可以看出肝对人体的重要性。后世医家注释："勇而能断，故曰将军；潜发未萌，故谋虑出焉。"将肝的生理功能用形象的比喻做了解释。

肝主疏泄而调畅气机，以其条达疏泄之性，来保证其他脏器和自身的正常活动，调精神而出谋虑。若肝脏的疏泄正常则气机条达、精神畅悦，反之，若疏泄失常则引起神志上的改变；肝主藏血而调节血运，人动则调节血液运行于诸经，人静则贮藏多余血液。所以中医经常说"补血总以补肝为要"。

《素问·六节藏象论》里也说："肝者，其充在筋，以生血气，此为阳中之少阳，通于春气……"说明了肝在人体中所起的作用，指出肝是灵魂的处所，它的精华反映于四肢爪甲，气血充实于筋脉，为阳中之少阳，与春气相通。

肝的位置

肝脏位于人体右上腹，隐藏在右侧膈下和肋骨深面，大部分为肋弓所覆盖，仅在腹上区、右肋弓间露出并直接与腹前壁相接触。肝上界在右锁骨中线上平第5肋间，右腋中线上平第6肋骨处；肝下界即肝前缘，起自肋弓最低点，沿右肋弓下缘左侧至肋弓与第7、第8肋软骨的结合处离开肋弓。肝左叶上方与心脏相连，小部分与腹前壁相邻；肝右叶上方与右胸膜、右肺底相邻；肝右叶前面部分与结肠相邻，后面部分与右肾上腺、右肾相邻；肝左叶下方与胃相邻。

肝主疏泄

"肝主疏泄"出自《黄帝内经》，是指肝具有疏通、调畅全

第一章
第二章
第三章
第四章
第五章
第六章
第七章

身气机，使之通而不滞、散而不郁的作用。医学在长期不断的实践中，观察到肝的疏泄功能会直接影响人的精神活动。肝的疏泄功能正常，气机自然调畅，人才能气血平和，精神舒畅。反之，若肝疏泄失职，气机不调，就会出现情志方面的异常变化。如肝气抑郁则可见胸胁胀满、闷闷不乐、多疑善虑、沉闷欲哭、月经不调等症。

肝的疏泄功能不仅表现在对精神的影响上，而且表现在对消化功能的影响上。肝的疏泄功能正常时，可以调畅气机，协助脾胃之气的升降和胆汁的分泌与排泄，一旦肝疏泄失职，就会出现消化不良的病变。如肝气郁结的患者，也常有胃气不降和脾气不升的腹泻症状。所以说，肝的疏泄功能正常，是保持脾胃消化功能健运的重要条件。

此外，肝的疏泄功能与气血的运行也有着密切的关系。如临床上见到的由于肝气郁滞，血行不畅，出现胸胁刺痛、月经不调等症状，或因大怒伤肝，肝气上逆，血随气涌，出现面红、目赤、呕血等症状。如肝的疏泄功能失调，气机不畅，气滞水停，常致小便不利，水液停留而成水肿、腹水等症。这都是肝疏泄失常而导致血行不畅或逆乱的表现。

肝主藏血

古人说："肝为血海。"血作为人体必不可少的生命物质，储存在肝脏中。

《灵枢·本神》中记载："肝藏血，血舍魂，肝气虚则恐，实则怒。"肝藏血，是指肝脏如同"血库"一样，具有储藏血液的功能，以满足人体生命活动所需，发挥其濡养脏腑、维持相应功能的作用。

若肝藏血不足，则肝体失于濡养，失其柔和之性，阴不制阳则肝阳上亢，可见急躁易怒、眩晕耳鸣等症。肝藏血，调节血液在脉中的流通量，关系全身各部位对血液的不同需求。早晨，随着阳气上升和人体各种活动的加强而各部位血液的循环量增多，气血周流，尤其是肢体、体表、头部的血流量增多。脑力劳动时，头部血流量增多；消化时，胃肠部位血流量增多；体力劳动时，四肢血流量增多；夜晚睡卧后，全身血液流通量最少，肝中藏有更多的血。肝的这种藏血功能，一方面决定于昼夜节律，另一方面则受劳逸、情绪、饮食等因素的影响。

另外，中医认为心主血脉而藏神，肝藏血，血舍魂。藏象学说中还有"肝藏魂"的说法。魂乃神之变，由神所派生，它们都以血为其主要物质基础。因此，肝藏血的功能正常，则魂有所舍。若肝血不足，心血亏损，则魂不守舍，可见惊骇多梦、夜寐不安、梦游、梦呓以及出现幻觉等症。

🪭 肝主筋

《素问·痿论》里讲道："肝主身之筋膜。"筋膜包括肌腱、韧带等组织结构。筋膜是附于骨而聚于关节、肌肉，专司运动的组织。肝主筋，就是说全身筋膜的张弛收缩活动与肝有关。

筋的活动依赖于肝血的濡养，肝的血液充盈，筋得其养，才能灵活而有力。肝血充足，则筋骨强健，能耐疲劳，故称"肝为罢极之本"，也就是耐疲劳的根本。若肝脏之气失和，肝血亏虚不能濡养筋脉，则筋力衰、不耐疲劳、肢体麻木、关节屈伸不利、手足震颤等。故手部望诊对判断"肝"的生理病理有一定的参考价值。现代医学诊断慢性肝炎、肝硬化患者，就把反映在手掌的"肝掌"作

第一章
第二章
第三章
第四章
第五章
第六章
第七章

为一个诊断要点，这对"肝"与手的关系也是一个佐证。

现代社会，电脑、电梯、汽车等让人失去了很多活动的机会，这会使许多人的关节、肌腱、韧带等僵硬，失去柔韧性、灵活性，使肝脏疏泄的通道不畅。所以，我们经常会觉得，越是坐着不运动，人就会越郁闷、迟钝。

肝主面

肝主面，肝气疏泄条达则气色红润，神清气爽。

女人一生以血为重，月经、妊娠、分娩无不涉及血，清代著名医学家叶天士提出的"女子以肝为天"，一直为近代名医所尊崇。肝有"造血""储藏""调节血量"和向各个脏器"输送血液"的功能，还有分解营养、调节部分激素水

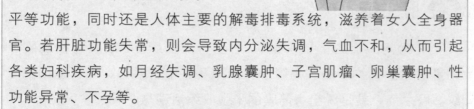

平等功能，同时还是人体主要的解毒排毒系统，滋养着女人全身器官。若肝脏功能失常，则会导致内分泌失调，气血不和，从而引起各类妇科疾病，如月经失调、乳腺囊肿、子宫肌瘤、卵巢囊肿、性功能异常、不孕等。

所谓排毒养颜，只有将毒素排出体外，人的肤色才会好，容颜才会美，而肝脏的主要任务就是排出毒素。如果肝脏长期超负荷工作，就会有太多的毒素无法及时排出，从而导致肤色暗淡、色素沉着。女人的美丽要靠充足的睡眠，而肝脏会在晚上11时到凌晨3时这段时间清理身体内的"垃圾"，排出有毒物质，如果这个时间不睡觉，就会皮肤粗糙、口苦咽干、脾气暴躁。

因此，女人要想面色好，不需要用多好的化妆品，不需要一张张昂贵的面膜，只需要保养好我们的肝脏，肝脏自然会给我们"好脸色"。所以，一定要养好肝，美丽从养肝开始。

肝开窍于目

肝与目有着密切的关系。《素问·金匮真言论》里有"开窍于目，藏精于肝"的说法。肝"开窍于目"的意思是肝之经脉上连目系，目的视觉功能有赖于肝气之疏泄和肝血之濡养，肝藏的精血由经脉上注于目，使其视物灵敏、清晰。肝的病理状况，可由眼睛的健康状况反映出来。

肝气调和，肝血充足，肝藏血功能正常，目才能正常发挥其作用。若肝血不足，两目失于濡养，就会出现两眼干涩、视力下降、目眩或夜盲等症；肝火上炎，常见目赤多泪、目红肿而热痛；肝风内动则两目斜视、视物不清。

《素问·五藏生成篇》云："肝受血而能视。"即是视力和肝血的调节功能有关，如不少眼病被认为和肝有关，而从肝论治，故有"肝开窍于目"之说。

肝在志为怒

怒就是生气、愤怒，是人对外界刺激的情志反应之一。由肝之精气所化，故说肝在志为怒。

人在生气时轻微发怒，属正常的情志活动，可发泄心中的郁闷，使肝气疏泄正常，气血调畅，不会致病。但是，突然的大怒或经常发怒、过度愤怒，则易损伤肝脏。

发怒人人皆有，但大怒或郁怒不解，对机体是一种不良的刺激。大怒暴怒，可导致肝气升发太过，表现为烦躁易怒、激动亢奋，称为大怒伤肝；郁怒不解，则易致肝气郁结，表现为心情抑

第一章
第二章
第三章
第四章
第五章
第六章
第七章

郁、闷闷不乐，称为"郁怒伤肝"。怒由肝之精气所生，若肝之精血不足，不能涵养"怒志"，或肝阴不足，肝阳偏亢，则稍有刺激，就会发怒。《杂病源流犀烛》中也指出："治怒为难，惟平肝可以治怒，此为医家治怒之法也。"临床辨证属郁怒者，当以疏肝解郁为治；属大怒者，当以平肝降逆为治。

所谓"怒则气上"，"气上"也称气逆，包括气机上逆和气机横逆两个方面。由于肝主疏泄，主阳气升发，调节人体的气机和血的运行。当人体受到不良刺激时，过度愤怒，肝气疏泄太过，就可导致气机逆乱，阳气升发太过，血随气逆，可见面红目赤，呼吸急促，间而呕血，甚至晕倒。经常暴怒，

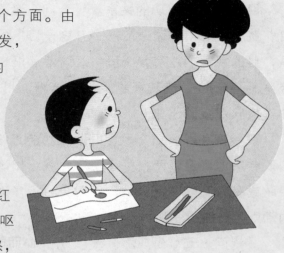

则损耗人的阴血，出现头晕、目赤、舌红等症。反之，若肝的阳气亢盛或阴血不足，阳气升发太过，则稍有刺激即易发怒，而使肝气横逆，影响脾胃，可见腹胀、泄泻、恶心、吞酸、呕吐等症。

因此，养肝一定要保持良好的情绪，不要轻易发怒，别让肝脏受伤。

肝在液为泪

肝在液为泪，这句不难理解，泪为肝之液，由肝精、肝血所化，肝开窍于目，泪有濡润、保护眼睛的功能。异物侵入眼睛时，泪液即可大量分泌，起到清洁眼睛和排除异物的作用。适量流泪会疏肝解郁，过度流泪会伤目伤肝。

泪自目出，而肝脏开窍于目，泪也就与肝的功能密切相关，如肝

血充足，肝气适中，眼睛营养充分，那么泪液就分泌适度，眼睛清润精明，视力正常。倘若肝脏的供血不足，则可导致泪液分泌减少，而出现两目干涩等；若肝经湿热，则可致泪液分泌增多，出现迎风流泪、眼睛分泌物（眼眵）增多等。

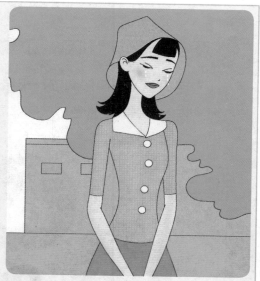

在病理情况下，可见泪液分泌异常。如肝经湿热，风火赤眼，可见迎风流泪、眼睛分泌物增多等；如肝阴不足，泪液分泌减少，则两目干涩，甚至干而作痛。此外，在极度悲伤的情况下，泪液的分泌也可大量增多。

第一章
第二章
第三章
第四章
第五章
第六章
第七章

肝华在爪

《素问·六节藏象论》中道："肝者，罢极之本，魂之居也；其华在爪……""华"有荣华外露之意，指表现于外的色泽，爪即指（趾）甲。筋为精气所生，爪的营养来源和筋相同，所以有"爪为筋之余"的说法。

筋为肝所主，肝与筋的虚实情况，可以从爪甲里反映出来。凡筋力健壮者，爪甲多坚韧；筋衰无力者，爪甲多薄而软。故望诊指（趾）甲对于判断肝和筋的生理、病理有一定参考价值。

如指甲出现横向白色条纹表示可能有肝病；指甲远端为红褐色，甲板近端为玻璃白色，界限分明，常见于肝硬化并发氮质血症患者；指甲下大部分皮肤呈白色，指尖部正常的粉红色区域减少而呈带状，这种指甲常见于肝硬化患者。

肝与五色、五味、五季

《黄帝内经》将阴阳和五行相结合，五色、五味、五季分入五脏。而具体到肝脏就是青色、酸味、春季。

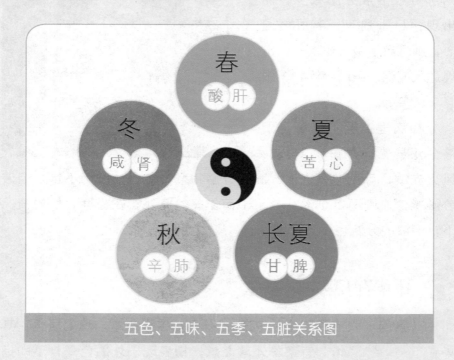

五色、五味、五季、五脏关系图

1. 青入肝

中医学认为，"青色入肝经"，中医所谓的"青色"，是一种介于绿色和蓝色之间的色彩。现代医学通过研究发现，浅蓝色、绿色有利于减轻肝病患者的心理紧张和对疾病的恐惧。如平静的湖面、户外绿色的草坪、幽雅的绿色环境，都能促进肝病患者的康复。在办公桌上摆放一盆绿色植物，或者经常穿淡绿色的衣服，都对养肝有好处。绿色食物有舒缓肝郁的作用。因此，养肝护肝宜多吃绿色的食物，如绿豆、黄瓜、芹菜、菠菜、竹笋、西蓝花、青苹果等。

2. 酸入肝

《素问·宣明五气论》中指出："酸入肝……"意思是说酸味容易到达肝脏而有促进消化和保护肝脏的功能，所以适量的酸味食物对养肝有好处。虽说酸味食物对养肝有一定好处，但是也不能过度食用，因为肝是"喜条达而恶抑郁"的，而酸味可起到收敛固涩的作用。因此，过量食用酸味食物对肝脏也是有伤害的。

3. 春应肝

稍了解中医的人都对"春天养肝"这句话不陌生，这是中医里经常提到的一句话。可是，为什么是"春天养肝"呢？这里我们就说一下春季和肝脏的关系。春季对应五行中的木，木令，就是升发之令。前面也提到，青色入肝经，春天万物复苏，到处都是青色，当然对养肝是很好的。另外，春天的气是上升的，我们对待自己的身体就像对待初生的事物一样，要让它生长，不要伤害它；要保养它，不要抑制它，给它生发的机会。这就是春天调养肝气的道理。换句话来说，就是中医强调的顺势而为，顺应春天之气来养肝是较为有利的。

中医学认为，肝属木，到了春天会像树木一样进入萌发、生长期，因此春季的肝功能特别活跃，并且易发肝病。春季阳气旺盛，肝气旺，容易生热，由于肝病多是实证和热证，因此每到春天，乙型肝炎、肝硬化患者容易复发。肝"喜条达而恶抑郁"，也就是说，春天心情不好很容易导致肝气郁滞不畅，引发肝病，加上春季细菌和病毒比较活跃，肝脏的发病率就比较高；部分心脑血管病患者肝阳上亢，血压升高，还可能发生中风。但春季万物推陈出新，人的肝气旺盛，易于排浊气、畅气血，也是调养肝脏的大好时机。

春季养肝应注意动静结合。心情要保持舒畅，睡眠时间尽量保证在八个小时以上，午饭后尽可能休息一个小时。同时，要进行适量的运动，像散步、慢跑、跳舞、打太极拳等，都是不错的选择。

第一章
第二章
第三章
第四章
第五章
第六章
第七章

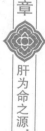

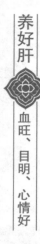

 肝与胆相表里

肝与胆相表里。肝胆不仅部位邻近，肝经与胆经相互络属，而且两者在生理病理上存在着密切的联系，它们相互依存、相互协调，一旦肝胆任何一方有病，都可能累及对方。中医学认为，胆附于肝之间，有经脉互为络属，构成表里关系，就是我们说的"肝胆相表里"。胆主通降，贮藏和排泄胆汁，胆汁来源于肝之余气，之所以能正常排泄，全赖于肝的疏泄功能，肝疏泄失常则影响胆汁的分泌和排泄。反之，胆汁排泄不畅也会影响肝的疏泄。

另外，在神志方面，肝主谋虑，胆主决断，都与人的勇怯有关。《黄帝内经》中说："肝者，将军之官，谋虑出焉。胆者，中正之官，决断出焉。"也就是说肝这个"将军"出谋划策，胆这个"中正之官"看这个计策是否可行。肝胆相互配合，遇事才能做出正确的决断。因此，胆气壮实，决断无差；胆气虚馁则虽善谋虑，而不能决断，终难成事。

肝胆相照，在治病时如此，在预防时也是如此。现代人由于工作压力大，使脂肪肝、胆结石的发病率节节上升。事实上，这两种病的预防之道不尽相同，但也有不少相通之处。例如，保持心情的舒畅，则肝气条达，胆汁输送才能通畅。

 《黄帝内经》中的肝脏养生法

《黄帝内经》中提到以下关于肝脏的养生法。

1. 十二时辰养生法

十二个时辰分别对应五脏，也就是说每一个脏器应在其相应的时间里养护。而肝对应的时间是丑时，也就是凌晨1~3时，这个时候肝经气血旺盛，所以此时休息对养肝最重要，人休息时，肝脏的血流才充分，才能养好肝，所以睡眠对肝的影响是很大的，好的睡眠有利于养肝，要想养好肝就要在精神上保持柔和、舒畅，以维持肝的正常疏泄功能。

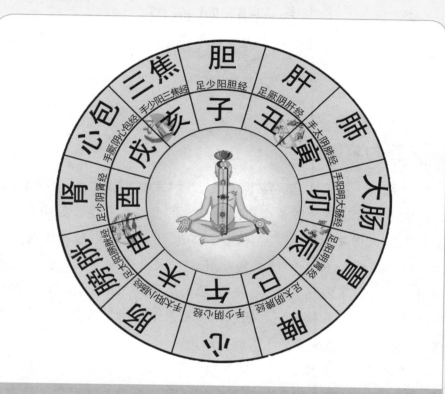

十二时辰养生法

第一章
第二章
第三章
第四章
第五章
第六章
第七章

2.顺时养生法

肝对应的是春季，所以春季适宜养肝。春三月，万物生发，此时的肝脏功能活跃，要注意养肝护肝，疏肝理气。再者，春季蔬果新鲜丰富，多食青色食物，如香椿、春笋、香菜等对疏肝理气有很大帮助。肝性"喜条达而恶抑郁"，春天天气温暖舒适，百花争艳，春游可使身心得到舒展，调畅全身气机，推动血液正常运行。气机通畅，气血调和，肝气自然顺畅。这就是顺时养生法。

第一章

肝为命之源，养生重养肝

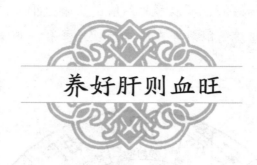

养好肝则血旺

肝为将军之官

"肝者，将军之官，谋虑出焉。"将军是主谋虑的。人的聪明才智能否发挥出来，要看自己的肝气、肝血是否充足。如果肝血、肝气足，人做事就会踏实、稳重；如果肝血虚，人会非常容易动怒、烦躁、动肝火。为什么会动肝火？因为谋虑不足，想问题想不清楚。《黄帝内经》认为，"因思而远谋谓之虑"，"虑"指想得非常远，"谋"是策划。所以，将军最重要的工作并不是带兵打仗，而是要运筹帷幄。

清代医学家周学海在《读医随笔》中说："医者善于调肝，乃善治百病。"肝脏相当于一个国家的将军，将军主管军队，是力量的象征。由此，我们可以看出肝对人体健康具有总领全局的重要意义。

肝调节血量

肝脏除了藏血之外，还有调节血量的作用。当人体在工作，或剧烈活动时，机体所需血量增加，血液则从肝脏输送供全身所需；当机体处于安静或睡眠状态时，机体所需血量减少，部分血液回流入肝，并贮藏起来。

《素问》中说："肝藏血，心行之。人动则血运于诸经，人静则血归于肝脏。何也？肝主血海故也。"《灵枢·海论》曰："冲为血海。"强调冲脉气血充足对人体的重要性。"血海"之名，除指任脉中一穴位外，一般是指冲脉而言。"冲为血海"的作用是通过肝贮藏血液、调节血量的功能而实现的。肝的疏泄与藏血功能，相辅相成，共同维持肝的贮藏血液与调节血量的作用，故又有"肝主血海"之称。

　　肝调节血量的功能可体现在肝血对目、筋、爪的营养及女子的月经来潮等方面。如肝血不足，失于营养，可见夜盲、筋脉拘急、两目干涩或肢体麻木、屈伸不利、妇女月经量少，甚至闭经等症。另外，肝脏还有防止出血的作用。

血旺的重要性

　　血是人体必不可少的物质，自然是多多益善。所谓血旺，就是这个意思。

　　《素问·五藏生成篇》中提道："故人卧血归于肝，肝受血而能视，足受血而能步，掌受血而能握，指受血而能摄。"说的是人休息时肝脏才会藏有足够的血，这样才会养好肝，眼睛受到血的濡养，人才能看见，足受到血的濡养，人才能走路，手受到血的濡养，人才能抓握东西。反之，若经常熬夜不休息，则血不旺，进而人体就会出现各种毛病，如贫血、低血压等。

　　因此，生活中我们一定要注意补血，使血液旺盛，这样人体得到血的濡养才更健康。

第一章
第二章
第三章
第四章
第五章
第六章
第七章

肝血不足的影响

　　肝血不足是指血液亏损，肝失濡养。肝有藏血、调节血液和净化血液的功能。通常我们称肝为"血库"，"人卧则血归于肝，人行则血运行全身"，人体的血液是运行不息的，但肝内必须储存一定量的血液，以应对人体在特殊情况下的出血症。

　　肝血不足，不能上荣头面，主要症状为头晕目眩，失眠多梦，面白无华，两眼干涩，视力模糊。肝主筋，血虚筋脉失养，则拘急屈伸不利，手足震颤，爪甲不荣而干枯薄脆；妇女月经量少，甚至闭经。其实这不难理解，肝血不足，血不养神，肝不藏魂，故夜寐多梦；血不能上荣于头面，故头晕面白；肝开窍于目，目失所养，故两眼干涩，视力模糊；肝在体为筋，爪甲为筋之余，筋失所养，则爪甲不荣；女子以肝为天，妇女肝血不足，冲任亏虚，血海空虚，故月经量少。

　　肝血不足应及时调理，什么食物可补肝血呢？鸡肝是最佳的选择之一，鸡肝味甘而温，补血养肝，为食补养肝之佳品，较其他动物肝脏补肝的作用更强，且可温胃。

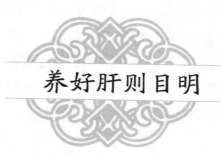

养好肝则目明

 ## 护肝以明目

我们经常用"耳聪目明"来形容一个人的听力、视力好。目明就是眼睛明亮，看事物清楚。而现在随着我们工作、学习压力的增大，或因环境的影响，或被疾病所困扰，我们的眼睛正逐渐受到损伤。眼睛一旦受损，一个美好的世界在我们眼前就变得模糊不清，那是很痛苦的事。中医有"肝主目"的说法，肝的好坏直接影响着眼睛的健康。"肝火大"还会引起口干舌燥、口苦、口臭、难以入睡、易醒、身体闷热等，而

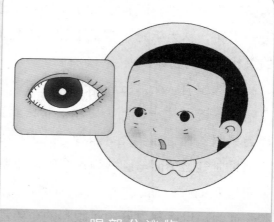

眼部分泌物

肝火旺盛还常常出现眼部症状，如眼红、眼干、眼眵增多等。

因此，为了我们"心灵的窗户"明亮动人，我们就从护肝开始吧。

坚持做眼睛保健操，对眼睛保健是有很好的作用的，而且操作简便易行，是有效的科学护眼法。通过按摩眼部周围的穴位、皮肤和肌肉，能够疏通经络气血，增强眼部的血液循环，松弛眼

第一章
第二章
第三章
第四章
第五章
第六章
第七章

第一章

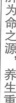

部肌肉，改善神经营养，消除眼睛疲劳，提高视力。现代人用眼过度，眼睛受的伤害大，一定要坚持做眼睛保健操。

另外，枸杞子、菊花等泡水喝对明目也有很大的帮助。枸杞子可以滋补肝肾、益精明目，肝阴充足，才可以制约肝阳，使之不过旺化火，而菊花可以清肝火、明目。

肝之精髓结为黑眼

肝之精髓不难理解，但是，什么是黑眼呢？

目，即眼睛。《黄帝内经》称其为"精明""命门"。居眼之窝名眼窝；眼窝四周骨骼称为目眶；上下眼睑，又名胞睑、目裹，古名"约束"，俗称"眼泡"；目之外角，古今均名目外眦；目之内角，古今均名目内眦；眼的黑睛部分称为黑眼（相当于角膜和虹膜）；眼的白睛部分称为白眼（相当于球结膜和巩膜）；黑眼中央的圆孔称为瞳子、瞳神、瞳仁（即今之瞳孔）；目内眦的上下方各有一小孔，称为泪窍、泪堂（即今之鼻泪管上口）；眼球内连于脑的束状物称为目系。

中医里有一个"五轮"学说，《灵枢·大惑论》说："五藏六府之精气，皆上注于目而为之精。精之窠为眼，骨之精为瞳子，筋之精为黑眼；血之精为络，其窠气之精为白眼，肌肉之精为约束，裹撷筋骨血气之精而与脉并为系，上属于脑，后出于项中。"这些理论中所涉及的骨、筋、血、气、肌肉，则分别代指肾、肝、心、肺、脾。此为后世医家发展中医眼科的重要基础理论。

其中有"筋之精为黑眼"之说，顾名思义，就是筋之精华都凝于黑眼中，黑眼就是我们说的"黑眼珠"，就是眼球中黑色的部分。

肝主筋，开窍于目。所以"筋之精为黑眼"的这个说法，跟肝脏有着很大的联系。"肝主筋膜"，而"筋之精为黑眼"，所以说肝之精华皆为黑眼，也就是这个意思。

肝和则目能辨五色

《灵枢·脉度》云："肝气通于目，肝和则目能辨五色矣。"这说明目之所以能发挥其视觉功能，都是源于肝经气血之濡养。说明肝脏的精气通于目窍，视力的强弱和肝的功能是有直接关系的。

"肝受血而能视"，亦即视力和肝血的调节功能有关。由于肝与目的关系非常密切，因而肝的功能是否正常，往往可以从目的功能情况反映出来。肝血充足，则双目有神，视物清晰；肝血不足，目失所养，则会出现各种各样的眼部疾病。所以，凡目之有疾，常调治足厥阴肝经。

肝血亏损则视物不清

"肝受血而能视"出自《素问·五藏生成篇》，说明了眼与肝的密切关系。正如《灵枢·脉度》说："肝气和而能辨五色矣。"那么，肝是以何种方式影响眼睛的视觉功能呢？我们可以从"肝受血而能视"中得到启示。

《灵枢·邪气脏腑病形》中有"十二经脉，三百六十五络，其血气皆上于面而走空窍，其精阳气上走于目而为睛"。《灵枢·大惑论》说："五脏六腑之精气，皆上注于目而为之精，精之窠为眼。"说的都是眼睛与五脏的关系，其中与肝脏关系尤为密切，因为肝开窍于目。

《推蓬寤语》云："目为神之牖。"临床上从眼的变化可推测肝的病症，某些

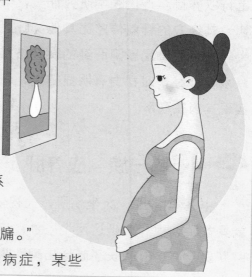

第一章
第二章
第三章
第四章
第五章
第六章
第七章

眼病亦可从肝论治。《灵枢·五阅五使》云："目者肝之官也，肝病者，眦青。"同时，眼又是望诊察神的重要器官。

肝病常可累及目，这是临床所常见的。如肝阴不足，可致两目干涩；肝经风热，可见目赤痒痛；肝血亏损，可致视物不清或罹患夜盲；肝阳上亢，多见目眩头晕；肝风内动，常见两目斜视等。现代医学亦认为，急慢性肝炎、肝硬化、肝癌等肝病均可引起眼科并发症。严重者还可出现角膜感觉减退、视网膜出血、中心性视网膜脉络膜炎等。肝病患者出现巩膜黄染、视物模糊、眼睛干涩、视疲劳、眼花、复视等症状颇为常见。可见中医学的肝目相关理论有其广泛的临床基础。

肝之经络上连目系

肝之经脉上连目系。足厥阴肝经自下而上，沿喉咙入鼻咽部，上行连于目系而出于额后直达巅顶。

中医眼科专著《审视瑶函》说："五脏六腑精华，皆从肝胆发源，内有脉道孔窍，上通于目为光明。"又说："肝气升运目，轻清之血，乃滋目经络之血也。"指出脏腑精微物质，均通过肝经脉道，上行以养目。近代医学研究证实，十二经脉中，肝经与眼的关系密切，其经穴的针刺传感比其他经脉之经穴均要敏感。有人通过针刺大敦穴来观察足厥阴肝经的微经络感传，得知其感传能深入眼内，联系视神经，对视力有明显提高，表明肝与目之间依赖经络的贯通实现其内在联系。

"电脑一族"应养肝

中医学指出，"久坐伤肝，久视伤血"，经常看电脑、读书的人就具备了久视和久坐这两个条件。电脑一族长期坐在电脑前，眼睛盯着显示屏，时间长了就会出现头晕头痛、视物不清、情绪不稳、月经不调等症状，这都与肝密切相关。如果伤及肝脏，肝气不疏，人体的气血运行便会紊乱，就会出现眼睛干涩、流泪、腰膝酸软、小腿抽筋、皮肤出现斑点、月经不调等一系列症状。所以说，电脑一族养生要从养肝开始。

那么，电脑一族又该如何养肝呢？首先，要早睡觉，在23时之前必须睡，使血液回肝解毒。其次，注意饮食调养，多吃温补阳气的绿色食物。如韭菜、葱和蒜也是益肝养阳的佳品，也可以吃一些润肝明目的滋补品，不要长时间地在电视、电脑前工作。要适当换个姿势，并按摩按摩眼睛。

第一章
第二章
第三章
第四章
第五章
第六章
第七章

养好肝则心情好

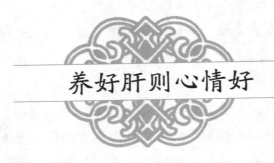

肝血不足，情绪低落

　　肝血不足，不能上荣于头面，故头晕面白；肝在体为筋，爪甲为筋之余，筋失所养，则肢麻震颤，爪甲不荣；肝开窍于目，目失所养，故两目干涩，视物模糊；女子以肝为先天，肝血不足，血海空虚，故月经量少、色淡。舌淡、脉细均为血虚之象。另外，肝血不足还会影响人的情绪，使人精神不振，情绪低落。

　　肝主疏泄，性喜条达，具有疏泄、调畅气机的生理功能，它与人体气机的升降有密切关系。如肝的疏泄功能正常，气机舒畅，气血平和，则人的心情就会愉悦；如肝的疏泄功能失调，肝气抑郁，则人就会出现闷闷不乐、情绪低落、多疑善虑，甚至沉闷欲哭等症状。

肝火旺，情绪急躁

　　肝火旺盛跟脾气急躁有关系，爱发脾气、情绪容易激动的人，常常被视为"肝火大"。

肝火是实火的一种，是一种病理现象，多由肝失疏泄，气郁化火或肝热素盛所致，与情志过度激动也有一定关系。临床多见目赤、易怒、头痛、胁痛、口苦、吐血、咯血、脉弦数等症。肝火旺盛多由生活不规律、心情积郁导致。

肝火旺是中医的一种说法，用于形容体内肝火亢盛的病理现象。其多为外因刺激所引起，保持心情平和就是较好的调理办法，而一旦情绪急躁则会加重症状。

因此，爱肝护肝须注重情绪的调节，舒畅的情绪不但能使气血调和、血液循环改善，加快肝脏的新陈代谢，对肝炎患者而言，更有助于缓解肝炎活动，延缓肝纤维化的进程，防止癌变等。

第一章
第二章
第三章
第四章
第五章
第六章
第七章

人生气，则肝堵

生活中家长里短、鸡毛蒜皮的事都有可能让我们气不打一处来。每个人都知道生气不好，但都做不到不生气。

生活中，一些性格内向的人爱生闷气，正所谓"百病生于气"，说的就是生气会导致多种疾病的发生。女性常见的乳房方面的疾病就是因

为爱生闷气，伤害肝脏而导致的，乳房是肝经循行经过的部位，肝气郁结，郁久化火，乳房就会出现胀痛等症状。

其实人体就像由纵横交错的高速公路连着脏腑器官的集合体，人的情绪、思维就好比一条条的通道，只有各个通道畅通无阻，人才会感到舒服。如果哪条通道的代谢废物没有及时被排出，堆积在通道内就像堵了车一样，这时就需要"疏通"一下。

肝脏就是负责疏通各个通道的人体器官。肝主疏泄，主要负责疏通气血，气"顺"了，人的心情自然就会舒畅。

肝喜疏恶郁

喜疏恶郁是肝的习性，结合我们日常生活中所总结出来的养生经验，通俗地说，就是肝喜欢疏泄条达，而讨厌抑郁、灰暗等不良的情绪。其实人也是一样，谁都喜欢欢快、乐观、积极向上的事物而讨厌不快、抑郁等负面情绪。肝喜疏恶郁就是这个道理。

由于肝具有喜条达的习性，因此心情舒畅，则肝疏泄正常，进而血液流通，浑身舒畅，人体自然会健康。反之，若整日阴郁、生气发怒则易导致肝失疏泄、气血郁滞不畅，从而导致疾病的发生。

因此，我们平时养肝一定要先学会制怒，尽力做到心平气和、乐观开朗，使肝火熄灭，肝气正常生发、条达，并使自己有一个乐观向上的积极心态，心情好了，肝自然也好了。

不良情绪可致肝功能紊乱

你知道吗？不良情绪会伤害肝脏，导致肝功能紊乱。现代人工作紧张，压力大，容易受悲观、抑郁和暴躁等不良情绪困扰，尤其是愤怒，医学研究表明，易怒的人患肝脏疾病的概率比一般人高8倍。

不良情绪如长期存在，会导致肝络失畅，肝阴受损，而出现胁肋疼痛、脘腹胀满、口干口苦、夜卧难寐等症。若查肝功能，可有ALT（谷丙转氨酶）、AST（谷草转氨酶）、TBA（总胆汁酸）等异常。不良情绪直接导致人体的气机紊乱，并能直接伤及肝脏。

气机是中医术语，简单地说，气机就是气的运动。比如我们吃了饭，食物从胃到小肠，从小肠到大肠，从上往下走，这是胃主降浊；小肠吸收的营养，通过淋巴、血液循环，向上，向心、肝、肺输送，这就是脾主升清。胃的降浊和脾的升清相辅相成，共同完成了对食物的消化，对营养的吸收，这就叫气的升和降，也就组成了气的运动。人体的气，该升的升，该降的降，该出的出，该入的入，但一定要流畅无阻。这才是一个正常合理的现象。

对肝病患者来讲，保持豁达开朗的良好心态，是气血调和，使肝脏不受伤害的大卫生观，此乃护肝之首。

好心情加快肝脏新陈代谢

人们都知道，好的心情可以保有好的身体，每个人都有喜怒哀乐，但只有好心情才会对肝脏有利，如好的心情可以加快新陈代谢等。

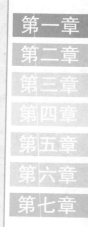

肝是人体最大的消化腺，是新陈代谢旺盛的器官，担负着极其重要而复杂的功能，如代谢和储存脂肪、糖类及蛋白质，分泌胆汁，解毒等。肝内所进行的生物化学反应达500种以上，如此多的代谢活动，主要依赖于肝内含有的数百种酶。所以，肝脏的代谢出不得半点问题。

而我们前面也提到，肝的习性是喜条达而恶抑郁，消极的情绪对肝脏是没有一点好处的。反之，好的心情则大大有利于肝脏的功能。所以说，好心情可以加快肝脏的新陈代谢。

第一章
第二章
第三章
第四章
第五章
第六章
第七章

第一章　肝为命之源，养生重养肝

哪些人容易患上肝病

嗜酒者

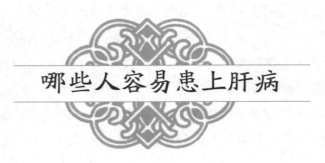

饮酒过量，最受伤的莫过于肝脏。这是几乎所有专家公认的一项事实。

酒的主要化学成分是酒精（即乙醇）。酒精进入人体后，在体内产生乙醛，90%以上的乙醛是通过肝脏代谢的，肝脏可将乙醛氧化为醋酸排出。但如果饮酒过度，超出肝脏的解毒能力，首先倒霉的便是肝脏，因为乙醛及其代谢产物所引起的肝细胞代谢紊乱及其代谢产物，是导致酒精性肝损伤的主要原因。脂肪肝是酒精性肝损伤的征兆之一，长时间豪饮就会导致酒精性肝病，变成肝纤维化，最终发展为不可逆的肝硬化。

据研究，正常人平均每日饮40~80毫升酒，10年即可出现酒精性肝病，如平均每日饮160毫升酒，8~10年就可发生肝硬化，这是多么耸人听闻的数字啊！但据不完全统计，70%~90%的民众都不了解这个危害。临床还发现，体内脂肪含量较多的女性比男性易醉酒，发生酒精性肝病、肝硬化的概率也较男性高。

对嗜酒者来说，长期喝酒会增加肝脏负担，可能造成脂肪肝、酒精性肝病、肝硬化，部分患者甚至会发展为肝癌。因此，尽量少饮酒或不饮酒，这才是保护肝脏的重要前提。

♥ 温馨提醒

嗜好饮酒的人最好能管住自己的嘴，而对于那些需要应酬的人们，也应该引以为戒，提高健康意识，不要拿生命当儿戏！这里需要补充一点，肝炎患者的肝功能已受到损害，各种有助于乙醇代谢的酶类活性降低，肝脏解毒功能降低，即使少量饮酒，也很有害处。所以，肝病患者禁酒是自我疗养的基本要求。

喜荤者

当今，生活水平提高了，吃对我们来说已不再是一个大难题，我们已经彻底告别了缺吃少喝的日子，再也不会为了吃不饱而发愁。现在让人们发愁的是，在众多美食中吃什么好呢？而且荤腥已经是我们餐桌上不再少见的食物了。但是荤菜多就对健康有利吗？答案当然是否定的。

经常大量吃荤有损身体健康。我们平时吃的肉类食物含有大量的脂肪，长期食用过多高脂肪食物，会增加肝脏负担，肝脏长时间负荷过重，各种功能就会减弱，从而造成肝内脂肪输出障碍。长此以往，就会形成脂肪肝。

另外，自然界的食物摄取可以用食物链来说明，我们吃肉是食物链的最后一环。我们吃动物，动物吃植物，而植物需要阳光、空气和水。可是现在的植物，可能存在农药残留和重金属污染。而这些毒素会积聚在以植物为食的动物体内。我们吃了这些动物的肉后，毒素就会进入我们的体内，给肝脏造成负担以及伤害。

因此，为了肝脏的健康，我们一定要少吃荤类食物。

第一章
第二章
第三章
第四章
第五章
第六章
第七章

缺乏运动者

现代人的日子越过越好，吃的食物也越来越丰富，所以人体在不断摄入各种营养物质的同时也摄入大量热量。但是你知道吗？我们吃下去的营养过多，若缺乏运动，也是对健康有害的。

我们吃进大量高脂肪、高热量的食物后，转身就坐下工作，或躺下来休息，长期如此，这些多余的脂肪和热量就不会被分解、转化。这就是我们长期不运动后会感觉身体虚弱或稍微运动一下就觉得特别累的原因。而且长期缺乏运动会导致体内过剩的热量转化为脂肪，积存于肝脏，导致脂肪肝。

爱护我们的肝脏，那就多运动吧。另外，运动不仅对肝脏疾病有利，而且对很多疾病的治疗和养护有很好的帮助。

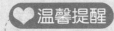 温馨提醒

常运动好处多

运动除了对肝脏有好处外，还可增强心肺功能，促进血液循环；增加筋骨的灵活性，降低受伤的概率；增加骨质密度，预防骨质疏松；增强抵抗力等。另外，运动可以舒展身心，有助睡眠及消除工作和学习带来的压力；增加自信心，改善自我形象等。

营养不良者

在人们的传统观念中，脂肪肝主要是由于营养过剩所引起的，其实也不尽然，因为营养不良也一样可以导致脂肪肝。

日常生活中，我们会见到很多瘦人得脂肪肝，这其实不难理解。瘦人由于蛋白质摄入不足，蛋白质缺乏，糖类摄入过量，造成肝脏转运三酰甘油时发生障碍，引发肝脏蛋白质合成障碍，使脂

肪在肝内堆积，引起营养缺乏性脂肪肝。

因此，生活中我们一定要注意合理饮食，保证各种营养的摄入正常，使我们的肝脏更健康。

♥温馨提醒

挑食易造成营养不良

人体均衡摄入各种元素，才会更加健康，而挑食是营养均衡的最大"敌人"，所以为了避免营养不良对人体所造成的伤害，一定要均衡摄入营养，避免挑食。

第一章
第二章
第三章
第四章
第五章
第六章
第七章

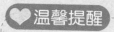 饥饿者

饥饿对现代人来说是很遥远的事了，但也不乏人为造成的饥饿，比如为了减肥而过度节食。饥饿对人体各个器官都会造成伤害，肝脏也不例外。

肝脏最大的功能就是代谢，长期处于饥饿状态也会破坏人体的循环系统，因为人体在摄取食物后，就像是发动机开始运转一样，各个器官都开始各司其职，而长期没有吃东西，造成的肝脏空代谢，也就只有消耗，没有汲取，因此也就没法正常代谢，长期如此空耗，就会造成伤害。

人体处于饥饿状态时，机体无法获得必需的能量物质——葡萄糖，为了弥补体内葡萄糖的不足，机体就会将身体其他部位贮存的脂肪、蛋白质动用起来转化为葡萄糖。此时，交感神经系统兴奋，脂肪组织内的脂肪被动用，从而导致血清中游离脂肪酸增高，脂肪酸输送入肝增多，就会导致脂肪肝。

所以，选择节食减肥的人们一定要注意了，千万不可过度节食，不要为了苗条而损害了健康。

长期熬夜者

如今，人们的夜生活丰富，很多人有在夜间工作或者娱乐的习惯，但是熬夜容易熬出肝病。

在睡眠过程中，人体会进入自我修复模式，经常熬夜既会导致睡眠不足，身体抵抗力下降，又会影响肝脏夜间的自我修复。肝脏在晚上11时至凌晨3时的活动能力强，这个时间也是肝脏的排毒期，如果经常熬夜，肝脏得不到休息，血流量相对不足，势必加重其负担。对此，保证良好睡眠是护肝良药。经常熬夜的人常常处于疲惫不堪、精神萎靡的状态，容易导致身体免疫力下降。尤其是已经感染乙肝病毒的病人，长期熬夜容易使生物钟遭到破坏，肝脏得不到必要的休息，从而加重肝脏的负担，导致肝功能异常，使病情加重。

"夜猫族"们应尽量调整作息时间，最好每晚23时前入睡，保证每天睡够7~8小时，以便让肝脏有效排毒，保证全身健康。

温馨提醒

如果由于工作负担重，需要加班熬夜来完成任务，那就用倒时差的方法，在白天找一个相应的时间休息，把缺失的睡眠给补回来。例如，如果熬夜到了凌晨1点，那么到了第二天的中午1点，可以适当补觉。像这样，把生物钟重新调过来，也可以让肝发挥排毒、解毒功能的时间重新回到原位。总之，只有生活规律，人体器官的运行时间才得以重新安排，才不会紊乱而引起诸多连锁反应。

小 儿

小儿容易患肝病是因为小儿免疫系统不成熟，很容易感染肝炎，形成免疫耐受而致病。

另外，不良的生活方式也会增加孩子患肝病的风险，如吃快餐、沉迷于电视、上网和电子游戏等。相比较而言，孩子的肝脏较成人的大，供血丰富，肝细胞再生能力强，但免疫系统不成熟，对入侵的肝炎病毒容易产生免疫耐受。所以，小儿感染乙型、丙型肝炎后容易成为慢性携带者。

专家建议家长应让孩子多吃新鲜蔬菜和水果，适当食用瘦肉，少吃或不吃油炸食品、零食等高热量、高脂肪食物，少喝碳酸饮料。同时，要让孩子多锻炼，特别是放假期间，免得小小年纪就把肝吃坏了。

孕　妇

你知道吗？孕妇也是肝病的易感人群。

通常孕妇比一般妇女更易患病毒性肝炎，孕妇在怀孕期间，由于胎儿生长发育所需大量营养全靠母体供应，这时候孕妇肝脏的负担就大大加重了，抗病能力也随之明显下降。部分孕妇可因肝功能损害而出现黄疸等，中医称子黄。

孕妇在妊娠后期（28～40周）还应警惕妊娠急性脂肪肝的发生，该病以初产妇、妊娠高血压患者、双胎（男胎）孕妇较易发生。通常起病急骤，预后不良。因此，有肝病的妇女怀孕后需定期密切关注肝功能的变化。

总之，为了自己和宝宝的健康，孕妇们一定要注意肝脏的养护以及预防肝病。

老年人

老年人也是肝病的易感人群，这是因为随着年龄的增长，体内的各个内脏器官功能都会减退，其中肝脏的功能衰退更为明显。

上了年纪的人，其肝血流量减少，而且其肝脏清除毒素、吸收

第一章
第二章
第三章
第四章
第五章
第六章
第七章

营养和代谢营养物质的能力也相应下降。老年人的肝细胞还会出现不同程度的老化，机体免疫力低下。这个时候老年人的体质是比较脆弱的，若接触携带肝病病毒的人群或有不良的生活习惯等，感染肝炎病毒的概率都很大。

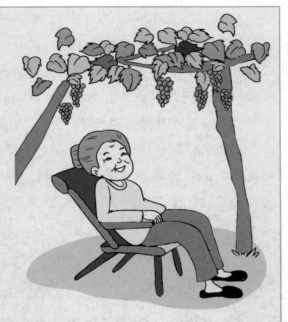

人上了年纪之后，各个脏器的功能也会衰退，五脏联系紧密，若其他几个脏器出现问题，也势必会连累肝脏。

因此，老年人一定要注意勤锻炼，合理饮食，避免去人多的地方，最后还要保持好的心态。

第二章

智慧养生，养肝是一个系统工程

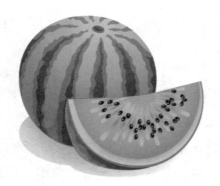

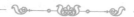

中医学认为，肝与其他脏器有十分密切的关系，一旦肝出现问题或发生疾病，则会引起其他脏器出现症状或征兆，因此，养肝是一个系统工程。基于此，我们有必要对肝与其他脏器的关系有个大概的了解。

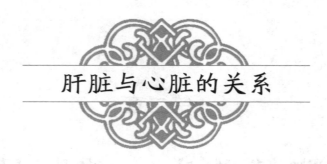

肝脏与心脏的关系

肝与心的生理病理关系

中医学认为，心为君主之官，肝为将军之官，心主血而藏神，肝藏血而舍魂。肝与心的关系就像是将军和国王的关系，主要表现在血液运行和精神情志活动方面的既相互依存又相互协同的关系。

1. 血液运行方面

心主血，为血液运行的枢纽；肝主疏泄，是贮藏血液、调节血量的重要脏器。简单来说，心是推动血液循环的动力，肝是容纳血液的容器，两者配合，共同维持血液的正常运行。心血充盈，心气旺盛，则血液运行正常，而肝才能有血可藏；肝藏血充足，并随着人体动静的不同进行调节，有利于心推动血液运行。心肝协同，血液运行正常。

在病理上，心血不足，则常可导致肝血不足；反之，肝血不足，亦可导致心血不足，二者常互为因果。常见面色无华、心悸、头晕、目眩、爪甲不荣、月经量少色淡等心肝血虚证。

2. 精神情志方面

心主神志，肝主疏泄，皆与精神、情志活动密切相关。正如《类经·藏象类》说："神藏于心，故心静则神清；魂随乎神，故神昏则魂荡。此则神魂之义，可想象而悟矣。"心神正常，则有利于肝主疏泄；肝的疏泄功能正常，则人的精神情志活动正常。反之，则多伤情志，化火伤阴，从而郁郁不乐、急躁易怒，甚至精神失常。

在病理上，心神不安，或因情志所伤，可导致肝失疏泄，亦可导致心神不安，出现心烦、心悸、失眠、急躁易怒或抑郁、胁肋疼痛等病症。

怎样既能养肝又能养心

按照中医四时养生理论，春天是养肝的重要季节，夏天是养心的重要季节，但是随着环境的变化，春夏两季的界限不是十分明显，所以春夏两季是养心与养肝的重要时机。心肝较弱的人更要抓住春夏两季，采用适合自己的中医养生方法，注意维护人体的阴阳平衡，达到养心又养肝的目的。

心肝都比较虚弱的人应该清淡饮食，尽量避免食用油腻、生冷、黏硬的食物。肝脏较弱的人，其排毒功能也较差，所以应该多吃一些利尿和有利于排便的食物，例如绿豆、红豆、豆芽、芝麻、花生、蜂蜜、韭菜、春笋、菠菜、荠菜等食物，但是在食用这些食物之前，一定要结合自己的体质进行选择和烹

蜂蜜

饪。体质敏感的人，在选择食物的时候，要避开那些可能引发过敏的食品。同时，选择食品的时候，我们首先要遵守一个前提，那就是只吃当季的食物，尽量不要吃反季节的食物。

除了需要注意饮食之外，心肝虚弱的人也要常常进行自我心理调节，在生活中，不要纠缠于零星小事，让自己心胸豁达，只有这样，才能从根本上实现对心肝的调理。

第一章
第二章
第三章
第四章
第五章
第六章
第七章

第二章 智慧养生，养肝是一个系统工程

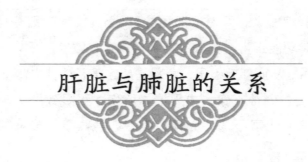

肝脏与肺脏的关系

肝与肺的生理病理关系

肺居膈上，其位最高，为五脏六腑之华盖，其气以清肃下降为顺；肝位居下，主疏泄，调畅气机，助脾气升清，贮藏血液，调节血量，疏泄于心脉，其经脉由下而上，贯膈注于肺，其气升发而上。

肝与肺的关系，主要表现在气机的调节方面。肝主升发之气，肺主肃降之气。肝升肺降，相互制约，相互为用，升降协调，是维持人体气机正常升降的重要环节。若肝升太过，或肺降不及，则可出现气火上逆，临床出现咳逆上气，甚则咯血，称为肝火犯肺。相反，肺失清肃，也可引发肝失疏泄，则在咳嗽的同时，出现胸胁胀痛、面红目赤、头晕头痛等症。

怎样既能养肝又能养肺

想要养肝又养肺应注意以下几个方面：

• 养肝宜多吃动物肝脏、蛋类、瘦肉、鱼类、豆制品、牛奶等；养肺宜多吃百合、银耳、梨等。

• 有内热的人养肺要注意清热化痰解毒，可吃些绿豆、芹菜、苦瓜、芥蓝、白菜、萝卜等以去火。

• 阴虚的人养肺要多吃一些银耳、百合、莲子、梨、藕、萝卜、荸荠、山药、豆浆、蜂蜜等具有滋阴润肺作用的食物。

• 日常要多喝水，最好每天喝6~8杯水，其中晨起一杯温开水最为重要，因为经过一夜的睡眠，皮肤蒸发及口鼻呼吸等已使人体流失不少水分，人体已经处于缺水状态，小支气管内的痰液易变得黏稠，不易咳出，清晨饮水，可缓解呼吸道缺水情况。

- 大量饮酒、过度疲劳、高脂肪饮食都会严重损伤肝脏，要注意避免。

- 宜安养神气，宁神定志，保持愉快的心情，忌抑郁恼怒，以使肺气清肃，保养肝脏。对呼吸系统来说，大笑能使肺部扩张，人在笑中还会不自觉地进行深呼吸，可吸入更多的氧气，并可清理呼吸道，使呼吸通畅。

- 进行适量运动，开展一些如散步、踏青、打球、打太极拳等适合时令的户外活动，既能使人体的气血通畅，吐故纳新，强身健体，又能养肝怡情，保健护肺。

第一章
第二章
第三章
第四章
第五章
第六章
第七章

第二章

智慧养生，养肝是一个系统工程

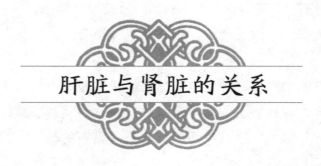

肝脏与肾脏的关系

 肝与肾的生理病理关系

肝藏血，肾藏精；肝主疏泄，肾主闭藏。肝肾之间的关系可概括为肝肾同源，因肝肾之间，阴液互相滋养，精血相生而故称。肝与肾的关系主要表现在精与血之间以及阴液之间相互滋生和相互转化的关系。

1. 精血互生

肝藏血，肾藏精，精血相互滋生。肝血的化生，有赖于肾中精气的气化；肾中精气的充盛，亦有赖于肝血的滋养。所以说，精能生血，血能生精，精和血之间存在着相互滋生和相互转化的关系，精与血都化源于脾胃消化吸收的水谷精微，故称精血同源。

2. 阴阳互资互制

肝在五行属木，肾在五行属水，水能生木。肝主疏泄和藏血，体阴而用阳（即肝脏实体属阴而其功能属阳）。肾阴能涵养肝阴，使肝阳不致上亢，肝阴又可资助肾阴的再生。在肝阴和肾阴之间，肾阴是主要的，只有肾阴充足，才能维持肝阴与肝阳之间的动态平衡。就五行学说而言，水为母，木为子，这种母子相生关系，被称为水能涵木。

3. 藏泄互用

肝主疏泄，肾主闭藏，二者之间存在着相互为用、相互制约、相互调节的关系。肝之疏泄与肾之闭藏是相辅相成的。肝气疏泄可使肾气闭藏而开阖有度，肾气闭藏又可制约肝之疏泄太过，二者相反相成。这种关系主要表现在女子月经来潮和男子排精功能方面。

因此，肝与肾之间的病理影响，主要体现于阴阳失调、精血失调和藏泄失司等方面，如肾阴不足常可引起肝阴不足，阴不制阳而导致肝阳上亢，则称之为水不涵木；如肝阴不足，亦可导致肾阴亏虚，从而导致相火上亢。临床上，肝或肾不足，或相火过旺，常常肝肾同治，或用滋水涵木、或用补肝养肾、或用泻肝肾之火的方法来治疗，这就是以肝肾同源理论为依据的。

怎样既能养肝又能养肾

肝藏血，肾藏精，精能生血，血能化精。肝血有赖于肾精的资助，肾精足则肝血旺，肾精亦有赖于肝血的滋养，肝血旺则肾精充。如果肝血不足则会引起肾精亏损，同样如果肾精亏损，也会导致肝血不足，出现头晕、目眩、耳鸣、腰酸等症状。肝肾之间的关系非常密切，故有肝肾同源、精血同源之说。

因为肝肾都是人体的解毒、排泄器官，所以既想养肝又想养肾的话，就要保证少给肝肾增添负担，也就是说要尽量少吃重口味、腌制以及霉变食品。成年男女应该避免服用壮阳补肾或者美容药物，避免增加肝肾的负担。

下面介绍两个不吃药也可以保养肝肾的小招数。

鸣天鼓

【具体方法】将双手掌相搓，使掌心产生热量，然后用两手掌分别按于两耳，掌心对准外耳道，手指并拢贴于两鬓；两掌轻轻用力，对两耳做缓慢的重按，再缓缓地放开。接着中指与食指交叉，食指在上，中指在下，用食指快速滑下弹击脑后两骨作响。

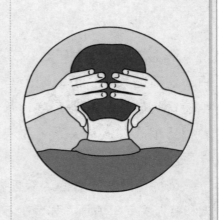

【保健功效】鸣天鼓可活跃肾脏，具有明目、强身的功效，特别适用于肝肾阴虚的老人。

搓弹双耳

【具体方法】两手拇指和食指对捏，轻捏双耳的耳垂，接着搓摩直到耳垂发红发热，然后揪住耳垂往下拉，最后放手让耳垂弹回。每日2～3次，每次20下。

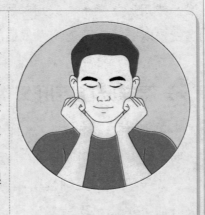

【保健功效】经常搓弹双耳可起到健肾壮腰、养身延年的作用。

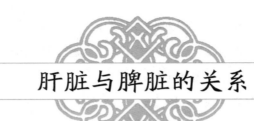

肝脏与脾脏的关系

 ## 肝与脾的生理病理关系

肝藏血而主疏泄；脾统血，主运化，为气血生化之源。首先，肝脾两脏的关系表现在肝的疏泄功能和脾的运化功能之间的相互影响。脾的运化，有赖于肝的疏泄，肝的疏泄功能正常则脾的运化功能健旺。其次，肝藏血，脾统血，肝与脾在血的生成、贮藏及运行等方面亦有密切的联系。肝与脾的关系主要表现在以下两个方面：

1. 消化方面

食物的消化吸收、水谷精微的输布、糟粕的下行均在脾主升清、胃主降浊的协同下完成。肝主疏泄，调畅气机，有助于脾升胃降及两者功能的协调。

只有脾气健运，气血化源充足，精血不断地输送和滋养肝，肝体得以濡养而有利于疏泄。若脾失健运，水湿内停，困遏脾阳，或湿郁化热，湿热熏蒸肝胆，而致肝疏泄失职，见纳呆、便溏、胸胁腹痛、呕恶、黄疸等症，称为土壅木郁。

2. 血液运行方面

肝主藏血而调节血量，防止出血。脾主运化，为气血生化之源，又主统血，固摄血液，防止血液溢于脉外。脾气健旺，生血有源，血循脉中，则肝有所藏。肝血充足，藏泄有度，则脾气健运，气血运行无阻。

肝脾两脏相互协调，共同维持血液统藏，起着防止出血的作

第一章
第二章
第三章
第四章
第五章
第六章
第七章

第二章

智慧养生，养肝是一个系统工程

用。若肝病日久不愈，可造成脾气不和，气血畅行受阻，藏血统血失司，则出现瘀血、鼻衄、齿衄、呕血、便血等血证，肝不藏血与脾不统血同时并见，临床称为藏统失司。

一般来说，肝不藏血多见实证，脾不统血多见虚证。总之，肝与脾关系密切，肝病传脾，脾病及肝，肝脾两脏生理上相互为用，病理上相互影响。

怎样既能养肝又能养脾

养肝健脾需注意以下几个方面：

① 春季要减酸增甘	➡ 春天，肝气旺盛，容易克伐脾土而引起脾胃病，而酸味是肝之本味，故此时应少吃酸味食物，多吃甘味食物。唐代名医孙思邈就曾说："春日宜省酸增甘，以养脾气。"饮食宜清淡可口，忌油腻、生冷及刺激性食物。春季补脾的食物有山药大枣粥、百合粥、地瓜粥、菇类、兔肉、牛羊肉、鳝鱼、萝卜、黄豆、紫菜等。
② 保持良好情绪	➡ 春天肝气升发过度，易引起脾胃病复发。而肝的功能又与人的精神情志关系密切，因此我们必须学会自我调控情绪，及时宣泄不良情绪，以免伤及肝、脾。
③ 起居有常	➡ 健脾首先要做的就是规律饮食，忌食生冷；而养肝则要保证充足良好的睡眠。与此同时，养肝健脾还要考虑个人的体质状况以及时节，因人、因时而异。适当锻炼、合理饮食都是保养肝脾的关键。

第三章

养肝护肝，会吃才是硬道理

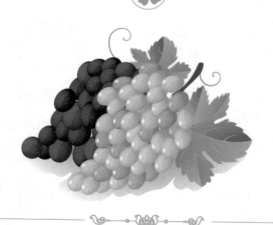

"民以食为天"，可见饮食在人们日常生活中占有重要的地位。但是，如果饮食不当，不注重培养良好的饮食习惯，势必会对肝脏造成伤害。因此，怎样吃才合理，怎样吃才有利于肝脏的健康，是一门养肝的学问。会吃才是硬道理。

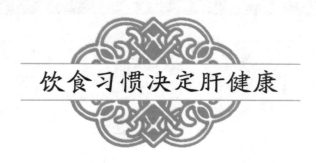

饮食习惯决定肝健康

 ## 细嚼慢咽养肝

　　养生学家都提倡细嚼慢咽，减肥要细嚼慢咽，养脾胃要细嚼慢咽，其实细嚼慢咽对人体肝脏的健康也是大有好处的。

　　严格来说，对肝脏有好处的不是细嚼慢咽，而是细嚼慢咽后所产生的唾液，就是我们日常生活里所说的"口水"。中医学认为，"气是续命芝，津是延年药"，"津"就是我们所说的"唾液"。古人说，唾液可以"润五官，悦肌肤，固牙齿，通气血，强筋骨，延寿命"。具体地说，就是唾液具有软化血管、溶解细菌、杀死微生物、强肾健齿、助消化、抗病毒等功能。

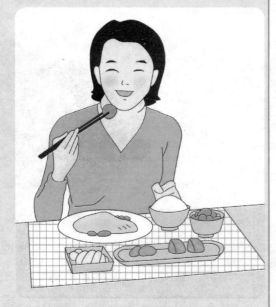

　　我们的唾液中含有13种消化酶、11种矿物质、9种维生素、多种有机酸等。其中，过氧化物酶、过氧化氢酶和维生素C的解毒功能较强。它们不仅有抗氧化的作用，可消除体内的氧自由基，而且有一定的抗肿瘤作用。

补充蛋白质可护肝

蛋白质是人体维持生命的基础物质，在修复细胞的同时还可促进细胞的再生，对肝脏的修复非常有益。因此，有人把蛋白质比作肝脏的"维修工"，并且，蛋白质易被消化吸收，有助于促进肠道毒素的排出，从而减轻肝脏排毒、解毒的负担。所以说，蛋白质对养肝也起着不可小觑的作用。

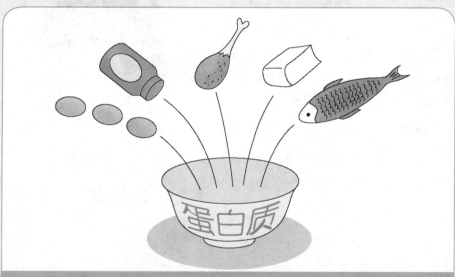

蛋白质

第一章
第二章
第三章
第四章
第五章
第六章
第七章

若人体缺乏蛋白质，机体为了正常运转，就会将肝脏中有限的蛋白质利用起来，这样肝脏的蛋白质就会流失，导致肝脏受损。

肝病患者要养好肝，平时饮食中就要多摄入富含蛋白质的食物。富含蛋白质的食物有奶类、畜肉、禽肉、蛋类、鱼、虾等。

少食多餐，预防脂肪肝

科学研究发现，少食多餐不仅能预防高脂血症、糖尿病，而

第三章　养肝护肝，会吃才是硬道理

且有利于脂肪肝患者控制病情。所以，养肝就要少食多餐，定时定量，科学地控制饮食。

脂肪肝患者可以在三餐前，先喝点汤、粥，或吃点水果，这样一来，就会产生饱腹感，减少主食的摄入量，餐后2～3个小时，自然而然就会感觉到饥饿，这个时候再适量加餐。时间一长就养成了少食多餐的好习惯。

不挑食，远离脂肪肝

很多爱美女士为了保持苗条的身材，经常挑食，甚至一整天不吃主食，只是吃点水果或喝点水。显然这样是不行的，时间一长就会导致营养不良。

据科学研究发现，营养不良其实也是导致脂肪肝的主要原因之一。当人体摄入的营养不能满足机体需要时，肝脏的蛋白质运转能力则会降低。与此同时，糖皮质激素分泌增多，使大量游离脂肪酸释放到血液中，当这些游离脂肪酸超过蛋白转运能力而沉积在肝脏时，就会引发营养缺乏性脂肪肝。

因此，日常饮食中一定要注意营养的合理摄入，不挑食，不偏食，做到营养均衡。

少吃夜宵，防脂肪肝

现代人生活不规律，吃饭和睡觉都变得随心所欲，吃饭不再是一日三餐，而是想什么时候吃就什么时候吃，睡觉也是一样，晚上熬夜，早上不起床。因此，就产生了"夜宵"这"多出来"的一顿饭。你可知道这"多出来"的一顿饭正在危害你的肝脏吗？

夜宵，是你工作或娱乐到深夜后所吃的饮食，这个时候活动已经减少，甚至不活动，吃完直接睡觉，这种情况下食物得不到充分消化，长此下去，脂肪在体内大量堆积，进而形成脂肪肝。

少吃夜宵，可避免脂肪在体内堆积，减轻肝脏的负担，促使肝脏正常代谢，远离脂肪肝。

肝病患者需防营养过剩

合理的饮食习惯对肝病患者的康复有很好的帮助，营养不良会对肝脏产生不利的影响，但绝对不能盲目地大量补充营养，因为营养过剩也会对肝脏造成损伤。例如，肝病患者摄入过多的高热量、高蛋白食物，会使体内的脂肪堆积，容易引起冠心病、高血压、脂肪肝、糖尿病等疾病，使原有的病情加重。

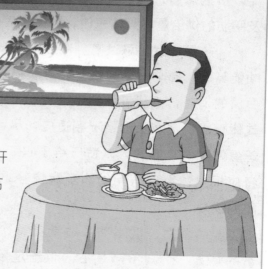

因此，对肝病患者来说，日常饮食清淡、营养全面就可以了，可选择谷物、杂粮等作为主食，还可以多食豆制品。

第一章
第二章
第三章
第四章
第五章
第六章
第七章

第三章　养肝护肝，会吃才是硬道理

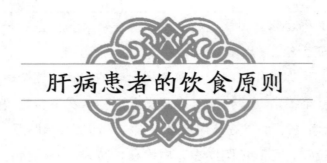

肝病患者的饮食原则

 肝病患者的饮食注意事项

　　肝病患者进行饮食调养时，应特别注意蛋白质、糖类、维生素及脂肪的供给量。具体来说，肝炎患者的饮食应注意以下几点：

　　●热量适宜，忌过高。高热量饮食可增加肝脏负担，加重消化功能障碍，影响肝功能恢复，延长病程。如热量过低会增加体内蛋白质的消耗，不利于肝细胞修复和再生。故肝炎患者热量供给要与其体重、病情及活动情况相适应，尽可能保持热量收支平衡，维持理想体重。一般成人以每日给予126~146kJ/kg热量为宜。肥胖患者应根据体重、有无发热及病情轻重做适当调整，以防影响肝功能的恢复。

　　●高蛋白、低脂肪、适量糖类饮食，它们的热量分别是总热量的17%、22%、61%左右。供给足量优质蛋白可提高酶活力，改善机体免疫功能，增加肝糖原储存，延缓肝细胞脂肪变性，有利于肝细胞修复和肝功能恢复。以优质植物蛋白为主，大豆蛋白质中含支链氨基酸较多，与动物蛋白混用，更能发挥其互补作用和减少氨的来源。食用大豆以豆浆为宜，因整粒熟大豆的蛋白质消化率仅为65.3%，而加工成豆浆可达84.9%。

　　●丰富的多种维生素食物。维生素与肝病有密切关系，多种维生素储存于肝脏内，且直接参与肝内生化代谢。严重肝病时，维生素吸收障碍，可引起维生素C、维生素B₁、维生素B₂、维生素K、维生素E、维生素A等缺乏。增加维生素的供给量和多样性，有利于肝细胞的修复，增强解毒功能，提高机体免疫力，必要时可用复合维生素制剂补充。

- 要合理加工烹调，提高食物的色、香、味来促进患者的食欲，并使之易于消化吸收。一日总食盐量不应超过6克。

忌食高盐食物

- 忌食煎炸食品，少吃炭熏烤肉食，过于油腻的食物及有强烈刺激性的调味品如辣椒、胡椒等应限量。

- 要少量多餐，每日可进食4~5餐。

- 低脂清淡饮食。肝炎患者胆汁合成及分泌较少，脂肪消化和吸收功能减弱。因此，脂肪供给过多时会出现脂肪泻，而供给太少会影响患者的食欲和脂溶性维生素的吸收。脂肪供给一般占总热量的20％左右，以植物油为主。

- 严禁饮酒。饮酒后，乙醇（酒精）约有80％经胃和小肠吸收，90％~98％在肝脏被氧化成乙醛，乙醇（酒精）和乙醛对肝脏均具有损伤作用，可引起一系列的代谢变化，如高尿酸血症、脂肪肝和高脂血症，加剧了肝脏的代谢紊乱，加重了肝细胞病变，进而可形成酒精性脂肪肝、酒精性肝炎和酒精性肝硬化。乙醇中毒又可造成人体免疫功能低下，影响病毒性肝炎（尤其是乙型和丙型病毒性肝炎）患者清除病毒的能力，使疾病迁延而不易治愈，发展成慢性肝炎和肝炎后肝硬化。乙醇还可能是一种辅助致癌物质，若再有乙型或丙型肝炎病毒感染，可能还会导致肝癌。因此，病毒性肝炎患者应禁止饮酒。

第一章
第二章
第三章
第四章
第五章
第六章
第七章

第三章 养肝护肝，会吃才是硬道理

● 饮食有规律。肝病患者不应有饱胀的感觉，切忌暴饮暴食，一定要根据自己的身体制订合理、适量的饮食计划。

🪭 肝病患儿的饮食注意事项

儿童的肠胃功能较成年人要弱得多，患肝炎后易造成消化功能紊乱。因此，肝病儿童进行饮食调养时要根据肝病儿童的生理病理变化情况而定。

● 以细软易消化、无强烈刺激性的食物为宜。肝病儿童由于生理病理变化及临床特点，易导致胃肠道消化功能紊乱、肾功能受损等，因此要求所供给的食物以细软易消化、无强烈刺激性为宜。

稀粥

蛋黄

蛋羹

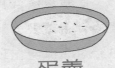

● 给予适量高蛋白饮食。患病毒性肝炎时肝脏受到损害，需要补充足量的蛋白质来帮助肝细胞的再生与修复，故应给予高蛋白饮食，而且要多选用优质蛋白。但过多蛋白质会加重肝脏负担，反而对肝病的恢复不利。因此，每日每千克体重的蛋白质供给量以2～3克为宜。

● 适当掌握糖类的供给量。一般以占全日总热量的61%（约70克）即可。糖类合成肝糖原对已受损的肝脏有保护作用，故在急性期应采用较上述用量稍高的高糖类饮食，过了急性期即可恢复正常量。

● 适当限制脂肪摄入。肝病儿童急性期胆汁分泌减少，有明显食欲不振、恶心、呕吐、厌油等消化道症状，脂肪不易被消化，故饮食要求清淡少油腻，适当限制脂肪的供给量是必要的。不过脂肪可促进食欲，有利于脂溶性维生素吸收，因此也不宜过分限制。其全日脂肪供给量以50克左右为宜，其中用于烹调的油应不超过10~15毫升，并尽可能用植物油。

- 低盐饮食，一般一日不宜超过3克食盐。
- 多补充含膳食纤维丰富的蔬菜水果，如芹菜、韭菜、苹果等；忌用脂肪含量较高的肉类及油炸食品；应多吃一些低脂肪的瘦肉。

当高维生素膳食的供给达不到要求时，可在多吃水果的基础上，另给予维生素制剂补充。

老年肝病患者的饮食注意事项

老年肝病患者饮食应注意以下几点：

- 高蛋白饮食。实验证明，老年肝炎患者的消化吸收功能减弱，对蛋白质的利用能力不如青壮年，故其供给量应高于正常成人，每日每千克体重蛋白质的供给标准为1.5~2克。要多吃禽蛋白、脱脂奶制品、鱼虾类、瘦肉，以及煮烂软的黄豆及其制品等。不要吃生蛋、干炒整粒黄豆或油炸的豆类，少吃或不吃不易消化的油炸类硬质食品。尽量少吃富含嘌呤碱的食品，如沙丁鱼、动物内脏、浓肉汤等。

- 低脂肪饮食。老年肝病患者不宜过多食用动物性油脂，应多食用富含不饱和脂肪酸的植物油，如大豆油、橄榄油、葵花子油、花生油、玉米油、香油等，这对减轻肝脏代谢负荷和防治心血管疾病等都有好处。因此，每日脂肪供给量不应超过60毫升。为防止动脉硬化，老年肝炎患者应限制进食富含胆固醇的食物，如动物内脏、蛋黄、鱼子、奶油等，每日摄入食物胆固醇总量以不超过500毫克为宜。

- 清淡、易消化饮食。老年肝炎患者常因牙齿脱落，咀嚼功能受到影响，消化功能减弱，故应多采用烧、炒、蒸、煮、炖等烹调

第一章
第二章
第三章
第四章
第五章
第六章
第七章

第三章

养肝护肝，会吃才是硬道理

方法，禁用强烈刺激性调味品和烈性酒。适当控制产生纯热量的油脂、糖类和粮食类食物，以避免体重超标，形成脂肪肝，预防老年性疾病的发生。

● 低盐饮食。食盐摄入过量，是高血压发病率与中风死亡率增高的原因之一，因此，一般每日食入5～6克食盐即可。

● 多饮水。每日通过饮水、喝汤等来供给充足的水分，一般每日饮水量以1500～2000毫升为宜。

● 饮食有规律。忌暴饮暴食，一日三餐，每餐荤素搭配或粮、豆、菜混食，以保持饮食均衡。有的老年肝炎患者消化功能不好，食欲不振，也可少量多餐，如每日五餐，并采用半流质饮食。条件许可的，每日可供给150～200克水果。维生素在饮食上供给不足时，可用维生素制剂补足。

肝病失眠患者的饮食注意事项

肝病失眠患者饮食应注意以下几点：

● 晚上不多食、不过饱，尤其睡前不宜进食和大量饮水，以免刺激胃部而使大脑皮质兴奋或因夜尿增多而导致失眠。

● 服用补心安神、助眠的食物，如牛奶、金针菜、大枣、百合、莲子、桂圆、核桃、银耳、枸杞子、小麦等。

● 忌食胡椒、辣椒等刺激性食品，睡前忌饮浓茶、咖啡，少吃油腻和油炸食物。

●饮食以清淡而易消化的食物为主，如各种谷类、豆类、蛋类、鱼类及新鲜蔬菜和水果等。

肝病腹胀患者的饮食注意事项

肝病腹胀患者饮食应注意以下几点：

●多吃膳食纤维含量丰富的蔬菜和水果，以促进肠蠕动和排便。

●选用有助消化、行气消胀和降逆顺气的食物，如麦芽、萝卜、山楂等。

●避免食用易产气的食物，如牛奶、豆类、芋头、土豆等。

肝病呃逆患者的饮食注意事项

肝病呃逆患者饮食应注意以下几点：

●饮食以清淡为主，忌食肥甘油腻。

●饮食以少量多餐为原则，若有积滞中阻，可供流质或半流质饮食。

●热呃者忌一切辛辣刺激性食物。

●寒呃者忌食生冷瓜果、冷饮、凉茶、凉粥，因均易致寒滞于胃，气逆上冲。

●切忌冷饮与热食同用，因易导致冷热之气相攻相激，逆气动膈。

●大汗大渴时不宜一次饮水过多，否则损伤脾胃，稍感风寒，脾胃之气则逆而下降，加重呃逆。

乙肝患者的饮食注意事项

乙肝患者在饮食上应非常注意，否则就会造成病情反复，促使乙

第一章
第二章
第三章
第四章
第五章
第六章
第七章

肝向肝癌转化。乙肝患者饮食应该遵循以下原则：

- 均衡饮食，以主食为主，多吃蔬菜和水果。
- 不吃不洁净的食物，尤其是霉变的花生以及没有腌制好的酸菜。
- 少吃动物油和肥肉。
- 不要酗酒，不要空腹饮酒，空腹饮酒会增加乙醛的吸收。
- 吃烧烤时不要吃直接与炭火接触的食物，其含有的致癌物比电烤和加铁板烤的要多。
- 腌制食品容易被微生物污染，易伤肝。可适当补充B族维生素和矿物质。

哪些食物易伤肝

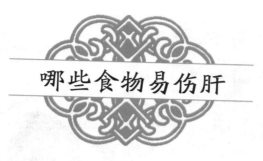

第一章
第二章
第三章
第四章
第五章
第六章
第七章

🪭 方便面

方便面属于油炸的快餐食品，为了使保质期延长，在方便面的制作过程中会添加一些防腐剂。方便面油脂含量高，并含有一定的添加剂，长期食用方便面，用方便面代替主食，会导致肠胃疾病，给肝脏增加负担，制作方便面需大量使用棕榈油，其含有的饱和脂肪酸可加速血管硬化。

专家指出，方便面只是一种应急食物，并非是主食。所以大家在不必要的情况下尽量少食用方便面。

一包方便面含盐6克，而我们每天食盐的适宜摄取量是6克左右，所以，方便面的含盐量明显偏高，摄入过多盐分易患高血压，且损害肾脏。

为了肝脏健康，一定要远离方便面，长期摄入这类伤肝食品，最终导致肝病的发生，赔上的将是人体的健康。

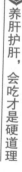

罐头及腌制食品

罐头食品不仅含糖量高，而且含有一定量的防腐剂，会加重肝脏负担，对肝炎患者有害。

萝卜、白菜、雪里蕻等蔬菜中，含有一定量的无毒硝酸盐。腌菜时由于温度渐高，放盐不足10%，腌制时间又不到8日，细菌大量繁殖，使无毒的硝酸盐还原成有毒的亚硝酸盐。

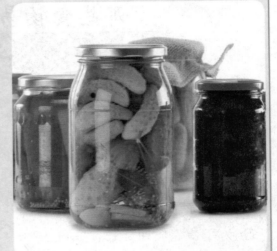

因此，肝病患者应慎食或忌食罐头及腌制食品。

辛辣食物

中医学认为，辛多伤肝。过食辛辣会引起肺气偏胜，克伐肝脏。由于肝藏血，主筋，辛辣的食物吃多了，会导致筋的弹性下降，血到不了指甲，指甲就会易脆、易裂，血液难以上供头面则易头晕。因此，经常会出现头晕目眩、面色无华、视物模糊等肝血虚症状者，应少吃辛辣。

臭豆腐

肝病患者不宜吃臭豆腐，因为臭豆腐在发酵过程中很容易被污染，还会有大量挥发性盐基氮以及硫化氢等，这些都是蛋白质的分解产物，吃多了对健康无益。

甜 食

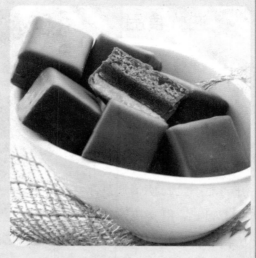

巧克力、糖等各种甜食是披着甜蜜外衣的杀手。一日之内摄入过多甜食会使胃肠道的酶分泌发生紊乱，影响食欲；糖容易发酵，能加重胃肠胀气，并容易转为脂肪，加速肝脏对脂肪的储存，促进脂肪肝的发生。

第一章
第二章
第三章
第四章
第五章
第六章
第七章

长期吃甜食还会使血糖升高，多余的糖分会转变成脂肪存储在肝脏，甚至形成脂肪肝；同时，高糖饮食还易引起肠胀气、腹泻，进而阻碍各种营养素的吸收与利用。

隔夜菜汤

一顿饭吃完以后，剩些菜汤是常有的事，通常就在洗碗筷时倒掉；而有些精打细算的家庭主妇认为菜汤有营养，倒掉太可惜，便留着第二天喝。从表面上看，后者节俭的行为是值得赞赏的，然而，这看似节俭的做法对身体却是有害的。

青菜含有较多的硝酸盐，煮熟后若放置过久，在细菌的分解作用下，硝酸盐会还原成为亚硝酸盐。人喝了这种菜汤，其中的亚硝酸盐就会进入胃肠，并被吸收进入血液中。正常人体血液中的红细胞含有一种叫血红蛋白的物质，它能携带大量的氧气供机体需要。而亚硝酸盐能使正常的血红蛋白氧化成高铁血红蛋白，失去携带氧气的能力，从而使人体出现缺氧症状。

另外，许多资料表明，亚硝酸盐有一定的致癌作用，长期喝隔夜菜汤，可导致肝癌。因此，不宜喝隔夜菜汤。

第三章 养肝护肝，会吃才是硬道理

油炸食品

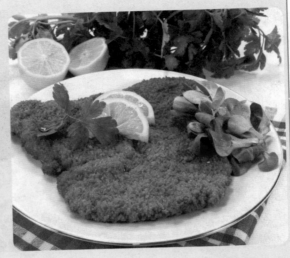

经常吃油炸食品，可引起消化功能障碍，易致吸收不良性腹泻；此外，过剩的脂肪沉积于肝脏，则形成脂肪肝，可致肝功能不全，病情迁延不愈。因此，肝炎患者应以植物性食物或清淡饮食为主，动物性食物为辅，在晚餐时切忌多油、多肉，少吃花生米或高蛋白食物。

 葵花子

葵花子中含有不饱和脂肪酸，多吃会消耗体内大量的胆碱，可使脂肪较容易积存于肝脏，影响肝细胞的功能。此外，葵瓜子属高能量食品，需控制热量摄入的人最好不要吃。所以，肝炎患者最好不要吃葵花子。

松花蛋

松花蛋含有重金属铅，铅在人体内能取代钙质，如果经常食用松花蛋，可能会导致钙质缺失，造成骨质疏松，甚至还会出现铅中毒，还可能导致贫血症状，引起免疫力低下。

松花蛋中往往含有汞。汞是有毒金属，在任何情况下都是不允许用作食品添加剂的，但是间接导致汞及其化合物含量超标的事件屡见不鲜。

经常吃松花蛋，汞及其化合物进入人体的器官和组织，会对身体造成伤害，其中对肾脏、肝脏和脾脏的伤害较大，从而产生疲劳、嗜睡、乏力、淡漠、情绪不稳、头痛、头晕等症状，同时还会伴有血红蛋白含量及红细胞、白细胞数量下降等。

因此，为了身体健康，尤其是肝脏健康，一定要少食松花蛋。

大鱼大肉

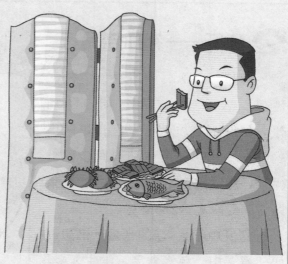

大鱼大肉中富含脂肪，适当摄入可供给人体能量，维持人体正常的生理功能。但是，如果过量食用，不仅会导致肥胖，而且会发生脂肪肝，进一步恶化甚至会引起肝纤维化，继而发展成肝硬化、肝癌。这是因为肝脏是人体分解毒素的化工厂，脂肪分解后被小肠吸收进入血液，之后血液将脂肪分解后的产物带入肝脏，肝脏会对脂肪进行转化和合成，如果人体摄入大鱼大肉太多，那么人体摄入的脂肪量也会增加，肝脏的负担就会加重，难以分解的脂肪就会逐渐在肝细胞内堆积，慢慢就会形成脂肪肝。

因此，平时饮食要荤素搭配，营养合理，让肝脏少受脂肪的侵害。

第一章
第二章
第三章
第四章
第五章
第六章
第七章

第三章　养肝护肝，会吃才是硬道理

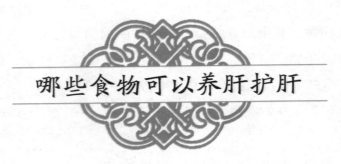

哪些食物可以养肝护肝

猪肝——补血佳品

中医学认为，猪肝味甘、苦，性温，入肝经，有补肝明目的功效。猪肝中铁质含量丰富，是常用的补血食物。猪肝中还含有多种维生素，胆固醇含量比较高。100克猪肝含胆固醇高达288毫克。

猪肝中维生素A的含量远远超过奶、蛋、肉、鱼等食品。维生素A具有维持人体生长发育和生殖机能的作用，保护眼睛，维持正常视力，防止

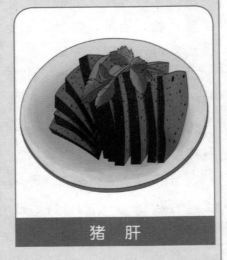

猪 肝

眼睛干涩、疲劳，还有助于维持健康的肤色，对皮肤的健美具有重要意义。

肝是动物体内最大的"毒物中转站"和解毒器官，所以买回鲜肝后不要急于烹调。应先把猪肝用自来水冲洗10分钟，然后放在水中浸泡30分钟。烹调时间不能太短，至少应该在急火中炒5分钟以上，使猪肝完全变成灰褐色，看不到血丝为好。贫血的人和常在电脑前工作的人特别适合食用猪肝。

猪肝适合气血虚弱、面色萎黄、缺铁者食用，也适宜癌症患者放

疗、化疗后食用。由于猪肝的胆固醇含量高，因此患有高血压、肥胖症、冠心病及高脂血症的人忌食猪肝。

养肝妙方

🍲 猪肝鸡蛋粥

【原料】猪肝200克，鸡蛋2枚，粳米150克，葱末、精盐、味精、料酒、麻油各适量。

【做法】去掉猪肝中的筋头及靠近苦胆的部分，冲洗干净，切成薄片，放入碗内，加入料酒、精盐、味精、葱末拌腌；粳米淘洗干净，鸡蛋打入碗内，搅散；取锅放入清水烧开，加入粳米，熬煮至粥成，再加入猪肝，淋入鸡蛋液，待二三沸，调好味，淋上麻油即可。

【功效】养肝明目。适用于肝血不足之视物模糊、夜盲、营养性视弱、贫血等症。

♥温馨提醒

猪肝不宜与维生素C、左旋多巴、抗凝血药物、帕吉林和苯乙肼等药物同食。

第一章　第二章　第三章　第四章　第五章　第六章　第七章

🪭 荠菜——养肝解困精神爽

荠菜是阳春三月的应季时蔬，又因其与"聚财"谐音，而颇受百姓喜爱。中医学认为，荠菜味辛、甘，性凉、平，具有凉血止血、利水消肿、明目等祛病养生功效，可用于治疗高血压、冠心病、痢疾、肾炎等症。《名医别录》载荠菜"主利肝气，和中"；《日用本草》载其能"凉肝明目"；《本草纲目》载其能"明目，益胃"。

荠菜叶嫩根肥，具有诱人的清香和美味，含有丰富的蛋白质、糖类、胡萝卜素、维生素C，以及人体所需的各种氨基酸和矿物质。

第三章　养肝护肝，会吃才是硬道理

春天摘些荠菜的嫩茎叶，焯过后凉拌、蘸酱、做汤、做馅、炒食都可以，还可以熬成鲜美的荠菜粥。荠菜做菜时，不要加蒜、姜、料酒来调味，以免破坏荠菜本身的清香味。荠菜根的药用价值很高，食用时不应摘除。

需要注意的是，荠菜可宽肠通便，故便溏者慎食。此外，患有目疾、疮疡、热性感冒等病症者或体弱者也不宜食用。

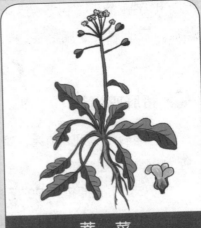

荠 菜

养肝妙方

🍲 养肝健脾粥

【原料】荠菜、粳米各50克，糯米10克，胡萝卜1根，香菇2朵，精盐、胡椒粉各适量。

【做法】先将粳米和糯米淘洗干净，浸泡2小时以上；胡萝卜洗净去皮后切小丁备用；香菇洗净切成薄片备用；荠菜洗净，切细，备用；把米和浸泡的水全倒入锅里，加入至少700毫升水，大火烧开，小火炖40分钟，每间隔10分钟左右搅拌1次，以免粘锅底；放入胡萝卜丁和香菇片，改中火，用勺子搅拌均匀，继续小火煮10分钟；倒入荠菜，改中火，一边搅拌一边熬约2分钟，调入精盐、胡椒粉即可。

【功效】养肝健脾，清肠养胃。

🍲 荠菜拌豆腐

【原料】荠菜250克，水豆腐300克，麻油、精盐、味精各适量。

【做法】水豆腐切小块，用开水略烫，捞出。荠菜用开水烫熟，凉后切成细末放在水豆腐上，加入麻油、精盐和味精，拌匀即可食用。

【功效】凉血止血，利水明目。适用于高血压、便血、尿血、肾炎、水肿、目赤肿痛等症。

桑葚——滋阴补血

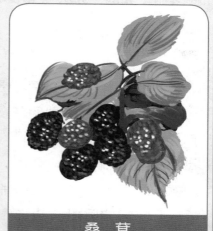

桑　葚

中医学认为，桑葚味甘、酸，性微寒，入心、肝、肾经，具有滋阴补血、生津润燥等功效，适用于阴血不足而致的耳鸣心悸、头晕目眩、烦躁失眠、腰膝酸软、消渴口干、须发早白、大便干结等症。桑葚入胃，能补充胃液，促进消化，入肠能促进肠液分泌，增进胃肠蠕动，因而有补益强壮之功。

桑葚是中老年人健体美颜、抗衰老的佳品。常食桑葚可以明目，缓解眼睛疲劳、干涩的症状。现代医学研究表明，桑葚具有免疫促进作用，可防止人体动脉硬化、骨骼关节硬化，促进新陈代谢，并可以促进红细胞的生长，防止白细胞减少，对治疗贫血、高血压、糖尿病、高脂血症、冠心病、神经衰弱等具有辅助功效。

桑葚性寒，因此脾胃虚寒便溏者不适宜吃桑葚；桑葚含糖量高，糖尿病患者应忌食。

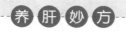

养 肝 妙 方

桑葚山萸肉蜜膏

【原料】鲜桑葚1000克（干品500克），山茱萸500克，蜂蜜300克。

【做法】将桑葚、山茱萸洗净加水适量煎煮，每30分钟取煎液1次，

第一章
第二章
第三章
第四章
第五章
第六章
第七章

加水再煎，共取煎液 2 次；将煎液合并，再以小火煎熬浓缩至黏稠状，加蜂蜜至沸停火，待冷装瓶。

【功效】补益肝肾，聪耳明目。适用于阴血亏虚所致的失眠、健忘、目暗、耳鸣、烦渴、便秘及须发早白等症。

🍲 桑葚酒

【原料】鲜桑葚1500克，粳米750克，酒曲90克。

【做法】将桑葚用纱布包好，压出汁，煮沸，待冷备用；酒曲碎为细末，备用；将粳米煮半熟，沥干，与桑葚汁拌匀，置锅中蒸煮后，装入小坛内待冷，加入酒曲，搅拌均匀，加盖密封，置保温处；经14日后开封，味甜可口即可。去渣取汁，收储瓶中。每日早中晚各温饮10~15毫升。

【功效】滋阴补肾，补血养肝，聪耳明目。适用于肝肾阴血亏虚所致的头晕目眩、视物昏暗、两眼干涩、耳鸣、听力下降、心悸、心烦多梦、须发早白、消渴引饮、大便干结等症。

【注意】胃脘冷痛、食少便溏者不宜服用。服后刷牙，以防牙齿被染黑。

🪭 黑芝麻——补肝肾，益精血

中医学认为，黑芝麻味甘，性平，入肝、肾、大肠经，具有补肝肾、填脑髓、润五脏、益精血、长肌肉、抗衰老的作用，被古人称为久服不老的仙药。作为食疗保健佳品，黑芝麻被广泛用于治疗肝肾精血不足所致的脱发、须发早白、腰膝酸软、四肢乏力、眩晕、步履艰难、五脏虚损、皮糙发枯、肠燥便秘等病症，在乌发养颜方面的功效，更是有口皆碑。素食及脑力工作者应多吃黑芝麻。

从现代医学的角度来看，黑芝麻含有多种人体必需的氨基酸、脂肪和蛋白质，而且黑芝麻含有的脂肪大多为不饱和脂肪酸，有延年益寿的作用。在维生素E、维生素B$_1$的共同作用下，它能加速人体代谢。黑芝麻含有的铁和维生素E是预防贫血、活化脑细胞、消除血胆固醇的重要成分。现代医学研究结果还证实，胆结石患者常吃黑芝麻可以帮助增加胆汁中的卵磷脂含量，从而帮助人们预防和治疗胆结石，是常用的保健佳品。

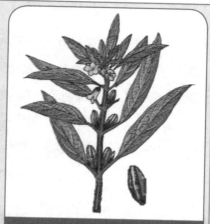

黑芝麻

第一章
第二章
第三章
第四章
第五章
第六章
第七章

炮制黑芝麻可以采取洗净后晒干的方式，这样不仅可以帮助去除杂质，而且能把那些不饱满的芝麻去掉（洗的时候，不饱满的芝麻自然就浮在了水面上）。用的时候，取晒好的黑芝麻清炒至有爆声，捣碎，每天用9～15克即可。

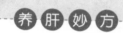

养·肝·妙·方

 ### 黑芝麻桑葚糊

【原料】黑芝麻、桑葚各60克，粳米30克，白糖适量。

【做法】将粳米、黑芝麻、桑葚分别洗净，同放入石钵中捣烂；砂锅内放清水3碗，煮沸后放入白糖，再将捣烂的米浆缓缓调入，煮成糊状即可。

【功效】补肝肾，润五脏，祛风湿，清虚火。常食可治病后虚羸、须发早白、虚风眩晕等症。

 ### 黑芝麻粥

【原料】黑芝麻、粳米各100克，蜂蜜适量。

第三章 养肝护肝，会吃才是硬道理

【做法】将黑芝麻淘洗干净，放入炒锅内炒熟，研成细末；粳米淘洗干净；取锅放入清水、黑芝麻、粳米，先用大火煮沸后，再改用小火熬煮至粥成，以蜂蜜调味后食用。

【功效】补益肝肾，延年益寿。适用于肝肾不足所致的头晕耳鸣、须发早白，以及肠燥便秘、老年体衰等症。

番茄——修复肝细胞

番茄已经成为人们餐桌上常见的蔬菜。番茄营养丰富，含有维生素C、胡萝卜素以及多种无机盐，有促进消化液分泌、增进食欲的作用，同时还能止血、降血压、改善肝功能。

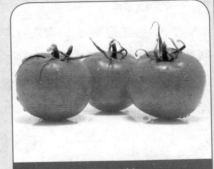

番茄

肝炎患者经常食用番茄等果蔬，可补充丰富的多种维生素和无机盐，有利于保护、修复肝细胞和补充凝血因子。

番茄所含的番茄红素，可帮助消化，还有利尿作用，这对肝炎食欲不振患者和黄疸急性期患者来说，无疑是很好的食物。

另外，番茄还具有独特的抗氧化能力，除了能保护人体细胞外，还能清除自由基，使脱氧核糖核酸及基因免遭破坏，能延缓癌变进程。番茄除了对肝病有预防作用外，还能有效降低各种癌症的发病风险。

番茄有清热解毒、健胃消食、凉血平肝、补血养血的功效，对高血压、贫血、头晕、肾病患者也有良好的辅助治疗作用。

需要注意的是，体质较寒凉、血压低的人不适合生吃番茄，女性在生理期时食用过多生番茄，容易加剧腹痛。另外，番茄不宜与牛奶同吃，空腹时最好也不要多吃番茄，否则其所含的某些成分会和胃酸起化学反应，生成难以溶解的块状物，导致胃部胀痛。

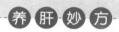

 番茄炒鸡蛋

【原料】番茄2个，鸡蛋3枚，植物油35毫升，精盐、酱油、味精各适量。

【做法】番茄洗净，切成小片置盘中。鸡蛋磕入碗中搅散，放少许精盐。油烧至七成热，放入鸡蛋液炒熟铲出装盘，将番茄煸炒至八成熟，加入炒熟的鸡蛋混匀，再加入酱油、味精炒匀即可。

【功效】清热解毒，健胃消食，凉血平肝，补血养血。

第一章
第二章
第三章
第四章
第五章
第六章
第七章

❤温馨提醒

有些人喜欢吃未成熟的番茄（青番茄），认为它更加爽脆，味道更独特。但青番茄含有大量番茄碱，在短时间内大量食用会引起食物中毒，其症状主要为恶心、呕吐、头晕、发热等，严重时还可能危及生命，因此最好不要吃青番茄。如果用青番茄做菜的话，可以稍微放点醋，可破坏番茄碱，以避免中毒。

海带——祛脂降压

中医学认为，海带味咸，性寒，无毒，具有软坚散结、消痰平喘、通行利水、祛脂降压等功效，可用于瘰疬、瘿瘤、疝气下坠、痈肿、宿食不消、小便不畅、水肿、咳喘、高血压等症。

现代研究表明，海带有保肝作用，肝病患者可常食海带，特别是海带配豆腐，常食有利于疾病康复。海带是一种碱性食品，经常食用会促进人体对钙的吸收，在油腻的食物中加点海带，可减少脂肪在肝内的积存。海带中的碘极为丰富，碘是体内合成甲状腺素的主要原料，能够有效预防和克服单纯性甲状腺肿大，进而预防甲状腺癌、乳腺癌等的发生。碘还可以刺激垂体，使女性体内雌激素分泌水平下

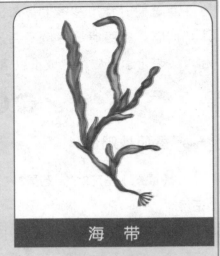

海 带

降，有利于维持卵巢的正常功能，从而纠正内分泌失调，消除乳腺增生的隐患。

海带还含有大量的不饱和脂肪酸和膳食纤维，能清除附在血管壁上的胆固醇，促进胆固醇的分解。其含有丰富的钙元素能降低人体对胆固醇的吸收，从而降低血胆固醇含量。

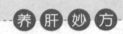

养 肝 妙 方

🍲 海带凤尾草汤

【原料】海带、凤尾草各24克，麻油、精盐各适量。

【做法】凤尾草洗净，海带浸软后切段；煲内放适量水，将海带、凤尾草放入，煮至1碗水时，加入精盐、麻油调味即可食用。

【功效】清热利湿，益肝补肾，疏风解毒。适用于肝风内动引起的眩晕、高血压、头痛等症。

山药——养阴生津

中医学认为，山药味甘，性平，具有补脾养胃、补肾涩精、

生津益肺的功能，适用于脾虚之泄泻、腰膝酸软、腹胀等症。如与鸡内金同用，还有消积化滞的功效，适用于小儿肝脾肿大。因其养阴生津，常用于肝源性糖尿病的防治。

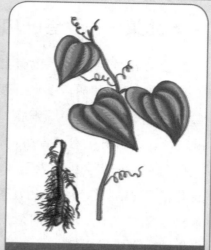

山 药

在治疗急性肝炎中，山药多与其他扶正祛邪药配伍，可起到协同作用。如以山药为君药，配合黄芪、太子参等药，可治疗慢性活动性乙型肝炎，具有促进人体细胞、体液免疫，改善肝细胞营养和肝内微循环，促使肝细胞再生，抑制HBV（乙型肝炎病毒）血清抗原等作用，对改善自觉症状，恢复肝功能，改善 γ－球蛋白、γ－GT（γ－谷氨酰转肽酶）以及抗原抗体五项指标均有较明显的效果。

第一章
第二章
第三章
第四章
第五章
第六章
第七章

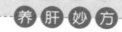
养 肝 妙 方

🍲 莲藕山药枸杞炖排骨

【原料】猪肋排300克，莲藕、山药各150克，枸杞子30克，精盐、生姜各适量。

【做法】先将猪肋排漂去血水，剁成2厘米左右的小段，用沸水焯一下，备用；将莲藕、山药刨去表皮，滚刀切块，备用；生姜去皮切片，备用；砂锅中放入焯好的猪肋排、莲藕、山药以及姜片，大火焖煮20分钟后，改用小火煨2小时，至莲藕熟透；熄火后再加入泡好的枸杞子闷15分钟，调入精盐即可食用。

【功效】健脾养胃，补肝益肾，清热平喘，滋阴润燥。

第三章

养肝护肝，会吃才是硬道理

菠菜——改善肝功能

菠菜味甘，性凉，含有丰富的水分、维生素C和胡萝卜素。菠菜富含维生素C，能够保护肝细胞，改善肝功能，适合肝炎患者食用。

菠菜中还富含维生素E，具有抗衰老、促进细胞增殖的作用，有助于延缓大脑的老化，预防阿尔茨海默病（旧称老年性痴呆）。

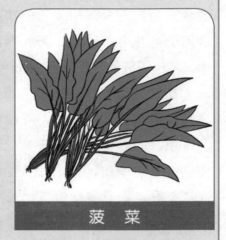

菠 菜

菠菜中含有较多的草酸，草酸钙易导致泌尿系结石。所以在食用菠菜前，一定要用开水将洗好的菠菜烫一下，这样可去除80%的草酸。经常食用菠菜，能够令人面色红润，光彩照人。

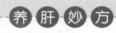

胡萝卜菠菜猪肝汤

【原料】胡萝卜60克，菠菜、猪肝各100克，精盐、味精、花椒、香油各适量，清汤750毫升。

【做法】把猪肝、胡萝卜切成小薄片，菠菜切成2厘米长的段；锅内放入清汤，烧开后加入猪肝、胡萝卜、菠菜及适量精盐、花椒、味精，待汤再开时撇净汤内浮沫，淋上少许香油即可。

【功效】补肝养血。适用于贫血患者。

猪肝菠菜明目汤

【原料】菠菜200克，鲜猪肝250克，麻油、清汤、味精、精盐各适量。

【做法】将猪肝、菠菜分别洗干净，猪肝切成均匀的薄片，菠菜切段；将清汤放入锅内烧开后，下入猪肝、菠菜，加入味精、精盐，待汤再开时，淋上少许麻油即成。

【功效】补血，养肝，明目。适用于肝血亏虚所致的头晕眼花、两目干涩、视物模糊、视力减退、迎风流泪，以及贫血、夜盲、中心性视网膜炎等证属肝血虚者。

青椒——保肝护肝

青椒富含的维生素C是一种强氧化剂，具有抗氧化的作用。当人体感染各种致病菌或病毒时，会有大量的氧化自由基产生，损害正常组织细胞，维生素C可以有效地清除自由基，减轻自由基对人体的损害。

肝脏在体内处理毒素的过程中会产生大量的自由基，如果肝脏中的自由基超负荷就会使得肝脏

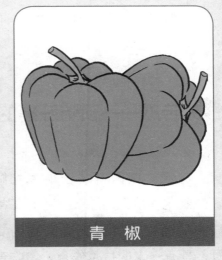

青　椒

受损，肝脏清除自由基的功能会越来越弱，容易引起病毒性肝炎、肝硬化和脂肪肝等疾病。常吃青椒，有防止肝脏受损、保护肝脏的作用。肝脏的正常运行需要一些生物化学反应来维持，而维生素C是这些反应顺利进行不可缺少的物质之一。维生素C参与细胞的代谢过程，尤其是参与糖的氧化还原和代谢，促进组织中细胞间质的生成。维生素C可以刺激造血系统，从而加快细胞的造血功能。维生素C还能促进肠道对铁和维生素B_{12}的吸收，起到降低血脂和治疗脂肪肝的作用。

第一章
第二章
第三章
第四章
第五章
第六章
第七章

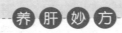

养 肝 妙 方

 青椒炒猪肝

【原料】猪肝250克，青椒60克，植物油（炼制）、玉米淀粉、花椒、精盐、白糖、味精、胡椒粉、料酒、酱油各适量。

【做法】花椒加适量水煮5分钟备用；猪肝切薄片后，用备用的花椒水煮2分钟，捞起沥干水分，加料酒、酱油、淀粉适量拌匀；青椒洗净去籽，切成大块；炒锅倒入植物油，将青椒、猪肝一起下锅炒3分钟左右；加入精盐、白糖、胡椒粉、味精翻炒数下；最后倒入水淀粉勾芡即可装盘。

【功效】养肝明目，开胃，补血。

苦瓜——预防肝癌的良药

苦瓜味苦，性寒，入心、肝、脾、肺经。中医讲"苦瓜生吃解暑，熟吃养肝"。苦瓜可抑制正常细胞的癌变，促进突变细胞的复原，具有一定的抗癌作用，常吃苦瓜，能降低肝脏癌变的概率。同时苦瓜还被誉为"脂肪肝杀手"。苦瓜的新鲜汁液有类胰岛素作用，可降血糖，能减少对脂肪和多糖的摄取。

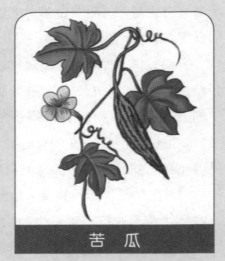

苦 瓜

苦瓜虽然有很高的营养价值和食疗功效，但食用时也必须注意以下几点：

●食用苦瓜别过量。苦瓜里也含有较多的草酸，草酸会妨碍人体对食物中钙的吸收，所以在烹调苦瓜时，最好先在沸水中焯一下，除去部分草酸。另外，同一天或同一餐不宜吃过多的苦瓜，尤其是正处于生长发育阶段的青少年。

●苦瓜性寒，故脾胃虚寒者不宜多食。苦瓜含有一种叫"多肽-P"的物质，具有降糖的功能，因而，低血糖人群不宜长期大量食用苦瓜。

●苦瓜含有奎宁。奎宁会刺激子宫收缩，导致流产。所以有人主张，孕妇不宜吃苦瓜。虽然奎宁在苦瓜中的含量很少，孕妇适量吃点并无大碍，但是，慎重起见，专家提醒孕妇还是少吃苦瓜。

●苦瓜性寒，而儿童肠胃功能较弱，长期大量食用苦瓜会使儿童的食欲下降。

●女性月经期正处于失血状态，抵抗力下降，特别是体质虚寒、有痛经病史的人，易导致经血排出不畅，有此类症状的女性在经期前后不宜吃苦瓜。

第一章
第二章
第三章
第四章
第五章
第六章
第七章

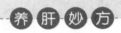

养 肝 妙 方

🍲 苦瓜菊花瘦肉汤

【原料】苦瓜1个，干菊花少许，瘦肉500克，姜2片，精盐适量。

【做法】苦瓜去籽洗净后切块；瘦肉洗净后切块焯水；将姜片、苦瓜、瘦肉同放入电砂煲中，加1升清水煲1.5小时；菊花用盐水洗净，然后用清水浸泡5分钟；将菊花放入煲中继续煲半个小时；加入适量精盐调味即可。

【功效】清肠排毒，养血润肝，清心明目。

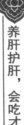

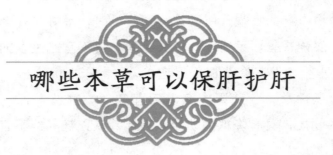

哪些本草可以保肝护肝

决明子——降压明目

决明子也叫草决明、羊明、马蹄决明等，是豆科一年生草本植物决明或小决明的干燥成熟种子。决明子含有多种维生素和丰富的氨基酸、脂肪、糖类等，其保健功能日益受到人们的重视。《本草正义》记载："决明子明目，乃滋益肝肾，以镇潜补阴为义，是培本之正治，非如温辛散风、寒凉降热之止为标病立法者可比，最为有利无弊。"

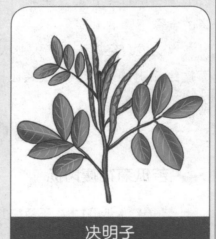

决明子

中医学认为，决明子味甘、咸、苦，性微寒，入肝、肾、大肠经，具有清肝明目、润肠通便的功效，适用于目赤涩痛、青盲、雀目、羞明多泪、头痛眩晕、目暗不明、高血压、肝炎、肝硬化腹水、习惯性便秘。常饮决明子茶，可使血压正常，大便通畅，老眼不花。

需要注意的是，孕妇忌服，脾胃虚寒、气血不足者不宜服用；体质虚弱、大便溏泄者慎用；一次用量以10～15克为宜。

养肝妙方

决明菊花茶

【原料】炒决明子20克，杭菊花12克。

【做法】上药放入保温瓶中，冲入沸水，盖闷15分钟后，代茶频饮。

【功效】清肝、息风、明目。适用于眩晕证属风热者及高血压、风热赤眼、青盲、雀目等症。

决明子粥

【原料】决明子15克，粳米50克，冰糖适量。

【做法】先将决明子放锅内炒至微有香气，待冷却后加水煎汁，去渣，加入粳米煮粥，粥将成时加入冰糖，再煮一二沸即成。

【功效】清肝，明目，通便。适用于高血压、高脂血症以及习惯性便秘者，并可作为保健食品。

第一章
第二章
第三章
第四章
第五章
第六章
第七章

当归——补血活血

当归性温，味甘、辛，具有补血活血、调经止崩、润肠通便等作用，适用于贫血、月经不调、崩漏、闭经、经期腹痛、跌打损伤和血栓闭塞性脉管炎等症。

研究发现，当归对受毒物影响的肝细胞损伤表现为抗损伤效应，可广泛地保护肝脏，显著降低肝脏受损的指标——ALT（谷丙转氨酶），

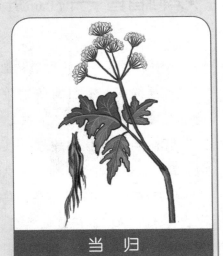

当归

降低肝细胞受损程度，有时甚至可使肝细胞膜恢复正常，同时还可以提高肝糖原的含量。

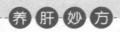
养肝妙方

当归鸡汤

【原料】土鸡1只，当归10克，花生仁、红枣、黑木耳、姜片、精盐、胡椒粉、鸡精各适量。

【做法】将土鸡切块，用清水洗净备用；锅内加清水烧开，放入鸡块焯去血水后捞起；将焯水后的鸡块放入高压锅，加水（水没鸡肉约1厘米的量），加入姜片、当归、花生仁、黑木耳、红枣一起炖；高压锅气阀响约40分钟即可关火，食用时加入精盐、胡椒粉、鸡精调味即可。

【功效】本汤甘温质润，为补血要药，用于心肝血虚之面色萎黄、眩晕心悸等症。既能活血消肿止痛，又能补血生肌，为外科痈疽疮疡所常用。

何首乌——补益肝肾

何首乌味苦、甘、涩，性微温，入肝、肾经，具有补益精血、乌须发、强筋骨、补肝肾的功效，适用于血虚之头晕目眩、心悸、失眠以及肝肾阴虚之腰膝酸软、须发早白、耳鸣、遗精、肠燥便秘、久疟体虚、风疹瘙痒、疮痈、瘰疬、痔疮等症。《本草纲目》记载何首乌："能养血益肝，固精益肾，健筋骨，乌髭

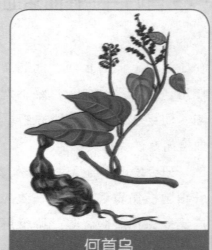
何首乌

发，为滋补良药，不寒不燥，功在地黄、天冬诸药之上。"

何首乌可以减少胆固醇在肠道的吸收，防止胆固醇在肝内沉积，阻止类脂质在血清滞留或渗透到动脉内膜，从而防治动脉粥样硬化，并同时保护肝脏。

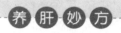

养肝妙方

🍲 首乌煮鸡蛋

【原料】何首乌100克，鸡蛋2枚，葱、生姜、精盐、料酒、味精各适量。

【做法】先将何首乌洗净，切成长3厘米、宽2厘米的块；把鸡蛋、何首乌放入锅内，加水适量，再放入葱、生姜、精盐、料酒等调料。将锅置大火上烧沸，小火熬至蛋熟，将鸡蛋取出用清水泡一下，剥去蛋壳，再放入锅内煮2分钟。食用时加味精少许，吃蛋喝汤，每日1次。

【功效】补肝肾，益精血，抗早衰。适用于血虚体弱之头晕眼花、须发早白、未老先衰、遗精、脱发以及便秘等症。最适合虚不受补的患者用于食疗。

🍲 仙人首乌粥

【原料】制首乌汁50毫升，黑豆、黄豆各10克，花生仁10粒，红枣5枚，核桃仁2个。

【做法】上述原料洗净后放清水中浸泡1小时，将泡好的原料及药汁倒入高压锅内，加适量清水，煮约15分钟即可。

【功效】滋补肝肾，健脑益智，润肠通便。适用于肝肾阴血不足所致的头晕目眩、耳鸣、失眠、健忘、便秘、视力减退、遗精、腰膝酸软等症。

第一章
第二章
第三章
第四章
第五章
第六章
第七章

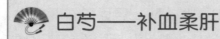 白芍——补血柔肝

白芍的应用在我国有着悠久的历史，它的根可以入药，它的花朵晒干后可作为一种花茶用于泡茶。白芍与黄酒搭配饮用可以减轻白芍的寒性，活血养血。另外，它具有活血止痛的作用，可用来治疗肢体疼痛、血液不通等病症。

中医学认为，白芍味苦、酸，性微寒，入肝、脾经，具有补血柔肝、缓急止痛、敛阴收汗、平抑肝

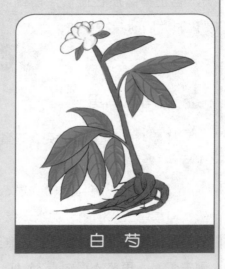

白 芍

阳的功效，常用于肝胃不和所致的胸胁胀痛、脘腹疼痛以及月经不调、经行腹痛、崩漏、自汗、盗汗、头痛、眩晕等症。

需要注意的是，白芍不宜和藜芦同用；白芍性寒，虚寒性腹痛、泄泻者忌用；小儿出麻疹期间忌用；白芍和赤芍功效各异，服用时注意加以区别。

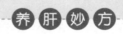 养肝妙方

白芍姜草汤

【原料】白芍30克，甘草、生姜各10克。

【做法】上述原料放锅中加水400毫升，煎至300毫升，去渣，饭前服。

【功效】方中白芍味苦、酸，入肝、脾经，可养血柔肝、缓急止痛，与甘草配伍可用于肝脾不和证；生姜有温胃降逆、止呕之效。全方和胃止呕，疏肝健脾。主治肝脾不和之反胃者，临床多用于食后呕吐、宿谷不化之症。

噎膈消煎剂

【原料】白芍、蒲公英各15克，桔梗、白及、生蒲黄、枳实各10克，柴胡、瓜蒌、葛根各12克。

【做法】上药每日1剂，温服。

【功效】方中柴胡、白芍、瓜蒌疏肝解郁，和畅气机，尤其瓜蒌在"舒肝郁、润肝燥、平肝逆、缓肝急之功有独擅也"。而桔梗配枳实，一宣一降，调畅气机以宽胸。另外，配合白及、生蒲黄活血化瘀，以达通下、生肌收敛之效。主治肝气郁结之噎膈。

枸杞子——益精明目

枸杞子又名苟起子、枸杞红实等，是家喻户晓的药食两宜的中药材，我国古代医学家很早就发现它的药用价值，从汉代起就将其应用于临床，并当作延年益寿的佳品。

中医学认为，枸杞子味甘，性平，入肝、肾经，具有滋补肝肾、益精明目的功效，主治精血不足所致的

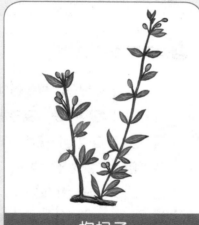

枸杞子

视力减退、目昏内障、头晕目眩、腰膝酸软、遗精滑泄、耳聋、牙齿松动、须发早白、失眠多梦以及肝肾阴虚所致的潮热盗汗、消渴等症。现代研究表明，枸杞子含有14种氨基酸，并含有甜菜碱、玉蜀黄素、酸浆果红素等营养成分，使其具有不同凡响的保健功效。

需要注意的是，感冒发热、身体有炎症、腹泻的人忌服；高血压、性情急躁、喜食肉类者慎服；气滞痰多的人不宜服用枸杞子；绿茶和枸杞子不可同服；枸杞子不可过量食用，一般来说，健康人

第一章
第二章
第三章
第四章
第五章
第六章
第七章

第三章 养肝护肝，会吃才是硬道理

每天服用10克为宜；如果想达到治疗的目的，每天服用20克为宜。

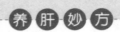

养 肝 妙 方

🥘 生地枸杞炒肉丝

【原料】枸杞子、青笋各100克，猪瘦肉500克，生地黄30克，植物油、白糖、酱油、精盐、味精、香油、料酒各适量。

【做法】将猪瘦肉洗净，切成长丝；青笋切成细丝；生地黄切成丝；枸杞子洗干净备用；锅置火上，加油烧热，再将肉丝、笋丝、生地黄丝同时下锅，烹入料酒，加入白糖、酱油、精盐、味精炒匀，投入枸杞子，翻炒几下，淋入香油，炒熟即成。

【功效】滋阴补肾，养肝明目。适用于肝阴亏损所致的视力减退、体弱乏力、两目干涩、自汗盗汗、手足心热、大便干结等症。

🥘 枸杞麦冬饮

【原料】枸杞子、麦冬各30克，白糖适量。

【做法】将枸杞子、麦冬水煎15分钟，取汁加适量白糖频频饮之。

【功效】方中枸杞子能补肝肾、明目，用于肝肾不足所致的腰膝酸软、头晕目眩、视物不清等症；麦冬能养阴润肺，养胃生津，能治胃阴虚之口干咽燥、肠燥便秘及心阴虚所致的心烦不眠、身热烦躁等症。二者合用，共奏滋补肝肾、清热除烦之效。临床常用于高血压证属肝肾阴虚的患者。

🪭 玫瑰花——行气解郁

玫瑰花，又名刺玫花，为蔷薇科植物玫瑰的干燥花蕾，中医学认为，玫瑰花味甘、微苦，性温，入肝、脾经，有行气解郁、理气和血、排毒养颜、散瘀开窍、疏肝醒脾、宁心安神的功效，用于治疗肝脾气郁所致的胃脘胀痛、月经不调、经前乳房胀痛、情绪抑郁等症。

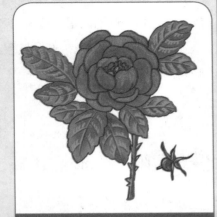
玫瑰花

此外，玫瑰茶能有效地清除自由基，消除色素沉着，令人焕发青春活力。长期服用，能使肤色红润，消除面部粉刺、痤疮，淡化黄褐斑，使皮肤更加白皙光滑。

需要注意的是，玫瑰花以花朵干燥、轻而质脆、气味芳香浓郁者为佳。为避免受潮生虫，玫瑰花应放置于阴凉干燥处，避光防潮。冲泡或水煎服用都可，用量控制在5~13克。阴虚火旺者忌服。

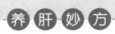
养·肝·妙·方

🍲 玫瑰蜂蜜茶

【原料】干玫瑰花花苞20朵，红茶1包，蜂蜜适量。

【做法】锅中放入250毫升水煮开，接着放入干玫瑰花花苞，改小火煮2分钟后熄火。再将红茶包放入锅中浸泡40秒，马上取出。将茶汁过滤到杯中，加入适量蜂蜜拌匀即可。

【功效】行气化瘀，调和脏腑。常饮本茶会使人面色红润，身体健康。

🍲 玫瑰荷包蛋汤

【原料】玫瑰花5~8朵，鸡血藤20克，鸡蛋1枚，冰糖适量。

【做法】将鸡血藤浸泡30分钟，入砂锅，加适量清水煮沸，转小火，熬煮20分钟，再放入玫瑰花，继续熬煮10分钟，将汤汁滤出，弃渣，再次煮沸，打入鸡蛋，约煮3分钟，成荷包蛋后，加入冰糖调味即

第一章
第二章
第三章
第四章
第五章
第六章
第七章

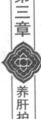

成。晾温后，饮汤吃蛋，每日1次。

【功效】调气色，养颜美容。主治肝气郁结所致的面色无华、胸胁胀闷、月经不调等症。

香附——调经止痛

香附，又名香头草、雀头香，为莎草科植物莎草的干燥根茎，生于荒地、路边、沟边或田间向阳处。

据《本草纲目》记载："香附，利三焦，解六郁，消饮食积聚，痰饮痞满，胕肿腹胀，脚气，止心腹、肢体、头目、齿耳诸痛……"中医学认为，香附味辛、甘、微苦，性平，入

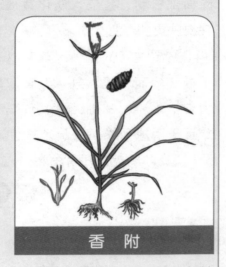

香 附

肝、脾、三焦经，以疏肝解郁、调经止痛见长，多用于治疗肝气郁结所致的胸胁胀痛、消化不良、胸脘痞闷、寒疝腹痛、乳房胀痛、月经不调等症，为妇科调经之要药。肝气郁结的女性可常用香附泡茶、煎汤，对缓解心烦胸闷、情志不舒、月经不调有一定疗效。

香附以表皮棕色、质坚、气味芳香、味微苦者为佳，购买后，置阴凉干燥处保存，防蛀。入药时，水煎服；入膳可泡茶、煮粥。用量以6～9克为宜。凡气虚无滞、阴虚血热者忌服。

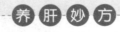

养 肝 妙 方

🍲 玫瑰香附茶

【原料】玫瑰花5克，香附10克，冰糖适量。

【做法】香附洗净，沥干水分；玫瑰花剥开花瓣，洗净，沥干水

分；将香附放入砂锅中，加适量清水，水煎成汁，去渣；玫瑰花放入茶杯中，冲入香附汤汁，加盖闷5～10分钟，加入冰糖调匀，即可饮用。

【功效】调经止痛，理气解郁，对肝气郁结所致的月经不调、闭经、胸闷、心烦、失眠等症有一定的调治作用。

🍲 香附陈姜粥

【原料】香附、陈皮各9克，姜片5～6片，粳米50克。

【做法】将香附、陈皮水煎成汁；粳米淘洗干净，入锅，加入药汁，熬煮成粥即可。晾温后食用。

【功效】疏肝解郁，行气止痛。常食可调治肝郁所致的头痛、心悸、胸胁胀满、腹胀、腹痛等症。

第一章
第二章
第三章
第四章
第五章
第六章
第七章

🪭 佛手——疏肝解郁

佛手，又名五指橘、佛手柑，果子形状像人的手，生果是绿色的，熟时呈黄色。据《本草便读》记载："佛手，理气快膈，惟肝脾气滞者宜之，阴血不足者，亦嫌其燥耳。"

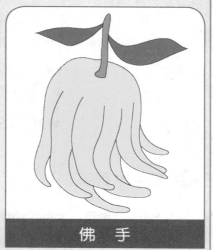

佛　手

中医学认为，佛手味辛、苦，性温，入肝、脾、胃、肺经，有疏肝解郁、理气和中、健胃止呕的功效，主治肝胃气滞、胸胁胀痛、胃脘痞满、食少呕吐等症。此外，佛手还有平喘、祛痰、扩张血管的作用，因此久咳痰多、胸闷作痛、肝胃气滞、胃胀者宜常以佛手制作药膳食用，对缓解不适有一定的疗效。

需要注意的是，佛手以皮黄肉白、香气浓郁者为佳。购买后，宜储存于干燥通风处，防霉防蛀。入药时，水煎服，入膳可泡茶、煮粥；用量在3～9克为宜。阴虚有火、无气滞症状者慎服。

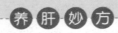

山药佛手粥

【原料】山药（干）20克，佛手（干）6克，粳米80克，冰糖适量。

【做法】将山药、佛手用水浸软，捞出，洗净，切碎；粳米淘洗干净，与山药、佛手一同入锅，加水适量，熬煮成粥，加冰糖调味，即可食用。

【功效】疏肝解郁，理气和中。适用于肝郁气滞所致的消化不良、食欲不振、胃胀、腹泻等症。

🍲 佛手姜糖饮

【原料】佛手10克，生姜5克，红糖适量。

【做法】将佛手、生姜洗净，切片，放入茶杯中，加适量红糖，冲入沸水，加盖闷5～10分钟，即可代茶饮用。

【功效】疏肝理气，健胃止呕。对肝胃气滞所致的胁肋胀痛、恶心、呕吐、纳差、腹胀等有一定的食疗作用。

🍲 佛手木香粥

【原料】佛手、木香各10克，粳米100克。

【做法】将上两味药置于砂锅中，加水适量，煎沸10分钟，滤渣取汁，粳米洗净放入锅中，加入药汁，兑适量清水调匀，熬煮成粥即成。

【功效】和胃健脾，疏肝理气。适用于肝胃气滞所致的胃脘疼痛、胸闷不舒、嗳气腹胀、舌淡苔黄等症。

🌼 菊花——清肝明目

菊花，又叫寿客、金英、黄花等，为多年生菊科草本植物，是一种观赏花卉，也有一定的药用价值。

中医学认为，菊花味微辛、甘、苦，性微寒，入肺、肝经，具有疏散风热、清肝明目、平肝阳、解毒的功效，多用于肝阳上亢、风热湿邪所致的感冒、目赤多泪、疮疡肿痛等症。常感眼睛疲劳、目赤、视物不清、头晕、头痛、高血压者，宜常用菊花泡茶、煮粥，对症状有一定的缓解作用。《神农本草经》记载："菊花，主诸风头眩、肿痛，目欲脱，泪出，皮肤死肌，恶风湿痹，利血气。"

菊花以朵大、花白黄、花瓣多、肥厚、紧密、气清香者为佳品。购买后，装入容器中，置于干燥阴凉处，防潮防蛀。入药，可水煎服；入膳，可煮粥、煲汤、泡茶用。用量在10～15克为宜。菊花性寒，气虚胃寒、食少便溏、泄泻者慎服。

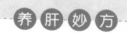

🍲 菊花炒猪肝

【原料】猪肝500克，菊花瓣10克，鸡蛋2枚，葱花、姜片、精盐、味精、料酒、淀粉、植物油各适量。

【做法】将猪肝洗净，拍打去血水，切片，放入碗中，鸡蛋磕入碗中，加入料酒、精盐、淀粉拌匀；菊花瓣轻轻洗净；锅置火上，加适量植物油，烧至七成热，投入葱花、姜片煸香，加入猪肝滑炒至金黄色，加入菊花翻炒均匀，用味精、精盐调味，烹少许水炒匀，即可盛

第一章
第二章
第三章
第四章
第五章
第六章
第七章

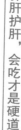

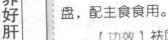

盘，配主食食用。

【功效】祛风清热，养肝明目。有助于缓解肝阳上亢所致的头晕、失眠、眼睛干涩、高血压等症。

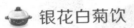 银花白菊饮

【原料】白菊花15克，金银花10克，冰糖适量。

【做法】将白菊花、金银花稍微冲洗干净，放入锅中，加适量清水，大火烧沸，放入冰糖，转小火慢熬至冰糖溶化，调匀后温服。

【功效】解表清热，清肝明目，祛风清肺。可缓解肝火过盛所致眼睛红肿、干涩、咽喉肿痛等症。

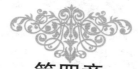

第四章

运动强身，不吃药就能养肝的秘诀

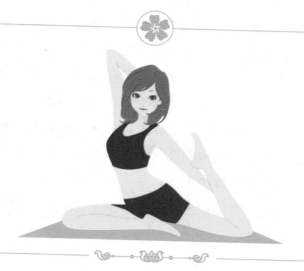

　　运动对人体的健康有着十分重要的作用，人们已经逐渐意识到运动强身的重要性。要想保持肝的健康，就要了解运动养肝时应注意的问题，选择科学合理的运动方式。只有这样，运动才能真正起到有益于肝健康的功效。

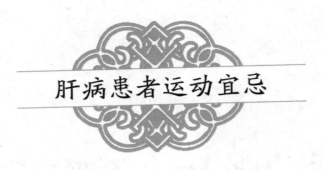

肝病患者运动宜忌

运动应注意天气变化

　　肝病患者如果经常进行户外运动，那么选择什么样的天气进行运动也是很重要的。虽然运动主张坚持不懈，风雨无阻，但是对于肝病患者来讲，则需要量"天气"而行。肝病患者最好选择在风和日丽的日子进行户外运动，尽量不要在天色阴暗、气候潮湿、云层厚重的日子里进行户外运动。首先，肝病患者的身体较为虚弱，抗病能力较差，在这种恶劣的天气下进行运动，不但不能锻炼身体，反而是对肝病患者身体的摧残，如果一不小心患了感冒，则更是雪上加霜，不利于肝病的治疗。另外，肝病患者在天色不佳时进行运动，心情也不会好。

运动要看肝功能的状态

　　肝病患者能不能参加体育锻炼，不取决于治疗方案，而是由患者的肝功能状况决定的。肝炎患者的急性期、慢性肝炎的活动期应卧床休息，即以"静"为主，这样能增加肝脏血液循环。此外，在使用干扰素治疗期间，患者可能出现发热、乏力、关节疼痛等不良反应，因此应注意卧床休息。研究表明，卧床时肝脏的循环血量比站立时至少多40%，卧床休息有利于肝脏的营养和修复。但当症状缓解、黄疸消退、疾病进入恢复期时，此时肝功能指标虽仍未完全恢复正常也不要继续卧床了，应"动静结合"，可开始散步、做操或做些家务劳动等。过分强调静卧休息，不可避免地会使患者情绪压抑，从而带来精神负担，并引起食欲不振、睡眠不良等症状或精神上的压力，对肝脏来说也是一大危害。恐惧、不安、焦虑等不良情绪都会使肝脏血液循环发生变化，使肝脏的血流量减少。所以，肝病患者可以适当运动以消除因过分静养而带来的不良影响，并可减轻精神压力，促进肝病早日康复。肝病患者以微微出汗、活动后不出现疲劳为适量运动的标准，还需循序渐进地增加运动量。因为运动可增加食欲，使人精神饱满、心情舒畅，对肝病的康复有利。

肝病患者在进行运动前，还要有一个合理的运动计划，例如进行什么运动、要达到多大的运动量等，这些必须要在医师的指导下进行。制订运动计划需考虑患者的病情，不可随意决定，而有些患者由于病情不稳定可能还需禁止运动。

第一章
第二章
第三章
第四章
第五章
第六章
第七章

第四章

运动强身，不吃药就能养肝的秘诀

💗**温馨提醒**

在医师指导下制订了运动计划后，关键的就是要持之以恒，不应找各种借口中断运动计划。同时，也不应过量运动，超过机体的承受能力，而应该从轻量、短时的运动开始，循序渐进地进行运动。

运动应谨遵"守则"

肝病患者进行运动保健应遵循以下原则：

● 循序渐进，活动的强度、方法都应遵循从少到多的原则。当找到一个合适的运动量后，要坚持按这个标准进行，最好不要随便变化。

● 运动时应注意季节气候的变化，避免受凉感冒。

● 要持之以恒，保证每天有一定的时间进行运动锻炼，时间安排要固定，同时也可见缝插针，利用工作间隙进行锻炼。

●无论选择轻度运动量还是中度运动量的锻炼，都应遵循三部曲。①运动前热身，即5～10分钟准备活动；②热身后花5～10分钟做轻度运动，然后根据实际情况逐渐加大运动强度；③运动后恢复，在运动将结束前，再做10分钟左右的恢复运动，特别是在进行较强运动后不可马上停下来。

❤温馨提醒

运动方法与运动量因人因时因地而异，要使身体得到足够的活动，但又不能过度劳累。要以低强度、长时间的方式进行，不主张高强度、短时间的锻炼方法。肝病患者运动时的心率波动范围一般应控制在每分钟160～170次减去其年龄数的所得范围内。运动量以运动后微汗、轻松舒畅，食欲、睡眠正常为宜。肝病患者不宜进行剧烈的运动，特别是腹部运动，如仰卧起坐等，避免因腹压增大而牵扯肝脏包膜，引起肝区不适。

🪭 运动时间不宜过长

通常情况下，连续进行20分钟的运动后，人体的脂肪才开始燃烧，能量才开始消耗，如果运动时间过短，仅能控制体内脂肪，而无法达到减少脂肪、减轻体重的目的，这对于运动者体质的提高也没有多大的功效。如果运动的时间过长，虽然脂肪得到了燃烧，但是身体疲惫不堪，肝脏的代谢也会过于旺盛，这样肝脏的负担也会增加。当然，即使同样是适合肝病患者的运动，其消耗的能量也会有所区别，因此，不同的运动应该区别对待，不要拘泥于一个固定的时间。一般来讲，散步、体操、高尔夫球消耗的热量较少，运动的时间可以适当延长，而爬山、慢跑、游泳、跳绳消耗的热量较多，则应适当缩短运动的时间。总之，运动量以不疲劳为限，如果运动后感觉稍微出汗，食欲增加、心情愉快，则运动量是恰当的。

运动方式应因人而异

　　酗酒、营养不良等引起的脂肪肝患者，或肝癌、肝硬化等患者，身体较为虚弱，此类患者不宜选择强度过大的运动，可选择散步、体操等运动方式，而且运动的强度要小，运动的时间要短，以免患者过于劳累。

　　由过度肥胖、高脂血症、糖尿病引起的脂肪肝患者比较适合运动疗法，尤其是对于过度肥胖型脂肪肝患者来讲，运动疗法更为有效。脂肪肝患者可以通过适当的运动，促进体内脂肪的燃烧，降低血脂含量及血糖浓度，有效调节内分泌，最终达到减少肝脏内脂肪堆积的效果，有利于脂肪肝的治疗。这类脂肪肝患者可以适当选择一些运动强度较大的运动，例如跳绳、爬楼梯等，运动的时间可以适当延长一些。

运动前后的饮食宜忌

　　肝病恢复期及乙肝表面抗原阳性者每天都应进行适量运动，但运动前后的饮食要有讲究。

　　运动前不宜太饱或太饿。如在饥饿时运动，因患者肝功能不全，易出现低血糖。正确的方法是在运动前半小时进食产热量418～836千焦（100～200千卡）的食品，如1杯麦片或果汁。

　　运动中每20分钟饮半杯至1杯水。体力充沛、运动时间超过1小时者，可选用运动员保健饮料。含有咖啡因、果糖或二氧化碳的饮品和汽水，不是运动时的理想饮品。

　　运动后不宜马上喝冷饮，最好喝热饮。因为人在运动时产生的热量增加，胃肠道温度也急剧上升。据测定，运动1小时所产生的热量能把6升水烧开，如果运动后吃大量冰块、冰砖、冰激凌等，强冷刺激会使胃肠道血管收缩，抑制腺体分泌，导致食欲锐减、消化不良，对肝病的康复是有害无益的，而且骤冷刺激，可使胃肠痉

第一章
第二章
第三章
第四章
第五章
第六章
第七章

第四章
运动强身，不吃药就能养肝的秘诀

挛，诱发腹痛、腹泻，牙齿、咽喉因冷刺激而导致功能紊乱，可继发炎症。

 ## 运动后的注意事项

肝病患者在运动结束后应注意以下几点：

● 每次运动后应做好放松活动，以加速代谢产物的清除，加快体力的恢复。

● 运动后要进行自我监测，每次运动后，患者应注意留心自身的身体变化，根据情况对运动方案进行相应调整。运动量适宜的标志：运动结束后，心率应在休息5～10分钟后恢复到运动前水平，并且运动后自觉轻松愉快，食欲和睡眠良好，虽有疲乏、肌肉酸痛等症状，但经短时间休息后即可消失。运动量过大的标志：如果运动结束10～20分钟后心率仍未恢复，并且出现疲劳、心慌、睡眠不佳、食欲减退等情况，说明运动量过大，这时应减少运动量或暂停运动，做进一步检查，待身体情况好转后，再进行运动。运动量不足的标志：运动后身体无发热感、无汗，脉搏无明显变化或在2分钟内迅速恢复，表明运动量过小，难以产生效果，应在以后的运动中逐渐增加运动量。

● 运动后如果出汗较多，不宜马上洗冷水浴或热水浴。因为运动后，皮肤血管处于显著扩张状态，血压较低，若立即用冷水冲浴，可引起皮肤血管收缩，血压升高，增加心脏负担。如立即用热水冲浴，也会对机体产生刺激，导致皮肤血管进一步扩张，血压更趋下降，严重时可导致脑缺血。正确的方法是在运动后待心率恢复正常、汗已擦干，再进行温水淋浴。

 ## 运动养肝的形式

运动保健在治疗肝病的过程中应该因人而异，量力而行，循序渐进，持之以恒。因为任何运动项目都有其利弊，而且利弊是相对的。一项好的运动项目最好是，强度易把握，有利于全身肌肉运动，不受条件、时间、地点限制，符合自己爱好，可操作性强，便于长期坚持，如散步、广播操、太极拳、游泳、滑冰、划船、骑自行车、慢跑等。运动疗法需要长期坚持才能达到治疗目的，所以一定要根据自己的病情及爱好选择运动方式，只有这样才能持久地坚持。各种运动中，散步是较为安全、简便，较易持久进行的，是首选的锻炼方式。

小心运动中的损伤

运动可以使肝脏强健，但是运动不当或运动中受到损伤，不但达不到强肝的效果，反而会对身体造成伤害。

平时不运动的人突然进行过量运动后，都会有浑身酸痛、腿脚酸软的感觉。其实这正是在运动中身体受到伤害所造成的。

运动中受到的伤害分两种：一种是慢性劳损，一种是意外伤害。慢性劳损是由于关节部位使用频率过高造成的慢性疾病，治疗起来十分困难。慢性劳损与运动项目有关，剧烈的运动容易导致慢性劳损，使关节逐渐老化，对身体健康不利。而意外伤害主要是在运动中，肢体扭伤或受到碰撞等。

常见的运动损伤有跟腱断裂、关节扭伤和膝关节损伤。所以，在运动中一定要小心，别给身体造成不必要的损伤。

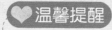

剧烈运动易致慢性劳损

慢性劳损与运动项目有直接的关系，经常做剧烈运动的患者易导致慢性劳损，使关节逐渐老化，对身体的健康十分不利。因此，肝病患者应尽量避免剧烈的运动，可选择一些适宜的有氧运动。

第一章
第二章
第三章
第四章
第五章
第六章
第七章

第四章

运动强身，不吃药就能养肝的秘诀

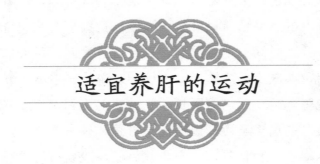

适宜养肝的运动

散步适合养肝

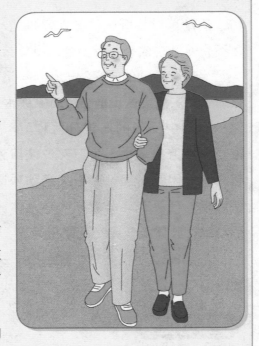

　　心、肝、肾等脏器功能比较虚弱的人并不适合快跑、打球等强度较大的运动。高强度的运动会加重供氧不足的情况，而散步则要相对安全一些，不会增加机体的负担。

　　散步，其实就是随便走走，让身心没有约束地接触大自然，是大众化的运动，不管男女老少、体质强弱都可以进行。散步作为一种全身性的运动，可以把全身大部分肌肉、关节、筋骨动员起来，从而使人体的代谢增强，血流通畅，肌肉发达，进而避免动脉硬化的发生。

　　散步有利于养肝，但同时也要遵循一定的原则。

1. 时间的选择

　　肝病患者应尽量避免在阳光强烈的时候散步，晚饭后1小时进行散步是比较合适的。每天的19~21时，人体的各项机能处于比较平稳的状态，全身血液分配均衡，适合散步。

2. 注意运动强度

以每次散步后稍微出汗但又不会感到疲劳为度。在锻炼过程中，如果感到肝区发胀，而且有疼痛的感觉，或者全身没有力气，不舒服，最好停止运动，平卧休息，这样有利于增加肝脏的血流量，减轻肝脏负担。

3. 散步场地选择

适宜选择公园、体育场、江河湖海之滨、绿地等空气清新、视野开阔、平坦的场所。

4. 散步的正确姿势

抬头挺胸，两眼注视前方；手握空拳，肘关节自然弯曲，肩膀向下、向后放松，双臂靠近身体自然摆动；腰背挺直，腹肌轻收；先是足跟着地，脚掌向前滚动，足尖触地；步伐有力自然，步幅适中，步履敏捷轻盈；呼吸自如均匀。

慢跑护肝疗效好

由于跑步具有显著的健身效果，不少人加入了慢跑的行列，肝病恢复期的患者也比较适合慢跑。慢跑比步行的运动强度稍大，一般患者都能做到。长年坚持慢跑，能促进肝脏的血液循环，可改善肝细胞的营养状况，对肝功能的恢复有帮助。另外，长期慢跑者经络畅通；慢跑还是防治老年性肌肉萎缩、保持关节灵活的良方；慢跑可以促进胃肠道蠕动，从而增进食欲，改善消化和吸收功能，防止中老年人及脑力劳动者的胃肠功能紊乱，保持大便通畅。慢跑可以促进脂肪的代谢，减轻体重。此外，慢跑还能给中老年人带来愉

第一章
第二章
第三章
第四章
第五章
第六章
第七章

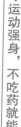

第四章 运动强身，不吃药就能养肝的秘诀

快的情绪，给生活增添情趣。有研究发现，慢跑可使人体的自由基清除系统保持在较高的功能状态，降低体内自由基水平，从而延缓衰老。

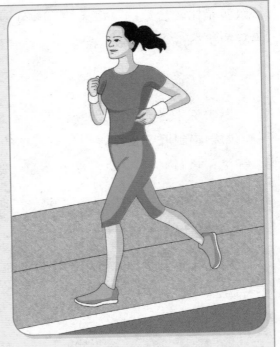

慢跑的能量消耗可根据运动中的脉搏数来计算，计算公式：能量消耗（千卡/分钟）＝（0.2×脉搏－11.3）÷2。

例如，肝病患者慢跑中的脉搏为120次/分钟，代入公式，可得患者1分钟所消耗的能量：（0.2×120－11.3）÷2＝6.35千卡。如果慢跑30分钟则消耗190.5千卡（797.05千焦）。慢跑运动简便易行，且不受年龄限制，中老年人都可以参加。慢跑速度可以控制在每分钟100～120米，每次慢跑10分钟；肝功能较好的患者可科学地安排跑步进程和严格按时训练。训练分3个阶段进行，12周为一个阶段。

运用慢跑治疗的患者应注意以下几方面：

●跑步前做3分钟准备活动，如肢体伸展及徒手操，跑步结束后不宜蹲下休息，因为蹲下休息不利于下肢血液回流，会加重机体疲劳。

●跑步过程中应随身携带疾病卡，如果发生意外要保持冷静。

●跑步时间宜选在每日上午9～10时或下午16～17时。如在饱餐后跑步会使胃肠功能减弱，增加肝脏负担，影响消化和吸收，甚至会出现腹痛、呕吐。上午9～10时和下午16～17时处于不饥不饱的状态，各器官运转正常，有利于进行锻炼。

●持之以恒，循序渐进，注意控制运动量，不要急于求成而盲目加快速度或延长跑步路程，以免适得其反，也不要随意间断。偶尔跑步不但达不到运动治疗的目的，而且容易发生意外。

太极拳，慢运动有大疗效

太极拳是我国传统武术中的一种拳术。因太极拳的每一个动作都圆柔连贯，每一式都是绵绵不断，好像一个完整的圆，如太极图而得名。近年来，我国医疗和体育科研工作者通过对太极拳研究发现，太极拳确实有健身和防治疾病的积极作用，因此急性肝炎恢复期、慢性肝炎、肝硬化代偿期及无症状乙肝病毒携带者若病情稳定，体力允许，均可以把太极拳作为一种锻炼方式，以促进身体康复。

打太极拳基本的要求是"心神安静"和"身体放松"。所谓"心神安静"就是要排除杂念，集中思想，专心致志地以意识引导动作。"身体放松"则要求身体各个部位自然舒展，不要使用蛮力和强力，用力部位应自然顺适；其次要求呼吸"气沉丹田"，动作要与腹式呼吸运动自然协调，做到"形神合一"。姿势与动作要以腰部的轴心运动为纲，头部正直，舌顶上腭，手到、意到、气到而眼神先至。上肢部分要求沉肩、垂肘、坐腕；躯体部分要求含胸拔背，气沉丹田，腰部松竖，尾间中正；下肢部分要求分清虚实，屈膝松胯，调整重心。练拳时，动作要柔和、圆活、连贯、协调，一个姿势连着一个姿势，绵绵不断，以做到"内外合一""一气贯穿""一气呵成"。

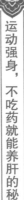

第一章
第二章
第三章
第四章
第五章
第六章
第七章

第四章 运动强身，不吃药就能养肝的秘诀

强肝健体头部操

有一套头部操可强肝健体，做法也不复杂。

首先，肝病患者需站立，抬头挺胸，将脖子拉直，双手叉在腰上，右脚向正前方迈出一小步。接着，双手按在腰部，同时头转向右后方，感觉脖子的筋已经拉直，头再也扭不动为止。转头时要缓缓用力，力度不可太大，以免扭伤。慢慢将头转回原位，休息片刻后，往反方向再做一遍，动作要领与右边相同。

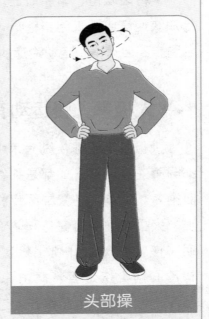

头部操

接下来是颈部运动，全身放松，自然站立，头先从左到右轻轻转几圈，再慢慢向左屈，尽量将左耳朵贴在左肩部，若做不到也不要着急，慢慢练习，坚持的时间越长，脖子的柔韧性越好，动作自然就到位了。不可强行转头，以免扭伤。头向左屈之后，停一会儿，再向右屈，反复如此，左右各做10~20次即可。

❤温馨提醒

头部操注意事项

做头部操时，千万不可用力过猛，以免扭伤颈部。一系列的动作都要求全身放松，缓缓用力，这样既可以达到锻炼的目的，又可避免扭伤。

 ## 扎好马步做家务

有的肝病患者平时很忙，没有时间锻炼。这里给大家介绍个好方法，这方法可以使肝病患者在做家务的同时，达到运动的效果，那就是扎着马步做家务。

肝病患者可以在平时做饭、刷锅、洗碗时，扎马步进行锻炼。扎马步其实很简单，两脚左右分开，分开的距离比肩稍宽，身体保持平衡，不能歪斜。然后慢慢屈膝，重心下移，尽量使大腿与地面保持平行。一开始可能会有些吃力，逐渐适应后，就不会觉得辛苦了。

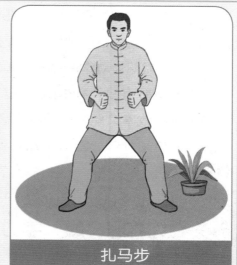
扎马步

在刷牙、洗脸或做别的家务时，也可以扎上马步，以达到治病强身的目的。

踢腿运动护肝脏

中老年肝病患者无法进行过于剧烈的运动，而散步走路又太单调，这个时候，可在散步之余踢踢腿，既能使肌肉得到充分的放松，又能改变运动的方式，调动患者运动的积极性。

具体做法：双脚自然站立，双手握拳置于腰间，身体重心移至右腿上。缓缓屈左膝抬左脚，由缓到急，慢慢将左腿由后向前踢出。左腿前后踢腿5~10次后换右腿重复动作。跑步结束后也可以踢踢腿，有助于放松腿部。

张嘴转颈养肝脏

不要以为只有跑跑跳跳的运动才对肝病有利，其实，张张嘴、转转脖子都有利于肝病的康复。

患者可以坐或自然站立，调匀呼吸，最大限度地张大嘴巴，并发出"啊"的声音。可以想象，在发"啊"音的时候身体内的病气也随

第一章
第二章
第三章
第四章
第五章
第六章
第七章

第四章

运动强身，不吃药就能养肝的秘诀

着喊了出来。"啊"声后，嘴巴慢慢闭合，深吸一口气。这个动作进行30～50次即可。这个动作可以使面部肌肉得到锻炼。另外，可以在嘴巴闭合时做叩齿动作，对肝病也有很好的治疗效果。

转动脖颈有提神醒脑的作用。肝病患者可经常做转颈运动，既能提高工作效率又能预防颈椎病。只要坐在椅子上，由前向后、向右、向下转动颈部。转动时，应尽量拉伸颈部，使颈部得到充分的拉伸和放松。

勤练养肝"嘘"字功

气功是一种中国传统的保健、养生、祛病的方法，以呼吸、身体活动和意识的调整为手段，以强身健体、防病治病、健身延年、开发潜能为目的的一种身心锻炼方法。进行气功锻炼，能增强机体内部调节功能和自身的免疫力，并对肝脏起保护作用。同时气功可以增强机体各个系统的功能，对缓解肝炎患者的临床症状有积极的作用。

养生专家认为，六字诀中的"嘘"字功是护肝的重要方法之一。常练"嘘"字功，不仅可以养肝明目，而且可治眼疾、肝肿大、食欲不振、消化不良、两眼干涩、头晕目眩等症。

"嘘"字功的具体做法如下：

动 作 1

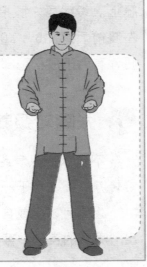

站直，两脚分开，与肩同宽。双掌上抬与脐平齐，肘部向后回缩至腰间，掌心向上，小指轻轻贴于腰际，目视前下方。

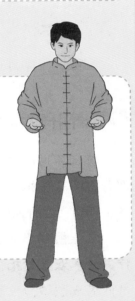

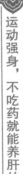

第一章
第二章
第三章
第四章
第五章
第六章
第七章

第四章 运动强身，不吃药就能养肝的秘诀

动 作 ②

两脚保持不动，以髋为支点，身体向左转90°；同时，双掌向左上方缓缓伸出，上抬至约与肩高，口吐"嘘"字音。双目渐渐圆睁，目视右掌伸出方向。

动 作 ③

双掌按原路回收至腰间，同时身体转回正前方，面朝正前方，目视前下方。

动 作 ④

两脚保持不动，以髋为支点，身体向右转90°，同时双掌向右上方缓缓伸出，上抬至约与肩高，口吐"嘘"字音。双目渐渐圆睁，目视左掌伸出方向。

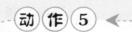

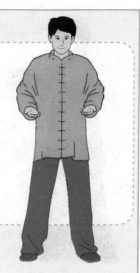

双掌沿原路回收至腰间，同时身体转回正前方，面朝正前方，目视前下方。反复练习动作3遍。

"嘘"字功宜每天早晚各练一次，建议每天坚持练习。

养肝宜刮鼻咽唾液

你知道吗？我们的鼻子并不是只有呼吸功能，它与体内众多器官都有密切的联系。因此，我们可以通过按摩鼻子来改善重要脏器的血液循环，使全身血脉畅通。刮鼻子有清燥润肺、疏肝理气的作用。

如果肝病患者出现轻微的感冒症状，刮鼻子就是一个很好的治疗方法。双手食指指腹轻轻贴于鼻翼两侧，由上到下进行按摩，感觉两旁皮肤微微发热即可。左手食指和中指微微勾起，用中间关节缓而有力地刮摩鼻梁，早晚各一次，每次刮20～30次为宜。

中医记载，唾液有润五脏之功效，常咽唾液能使人长寿，也可以治病强身。咽唾液不受时间、地点的影响，随时随地都可以进行。常咽唾液对人体有益，也很简单，只需用舌尖抵在上腭处，均匀呼吸，当感觉舌下唾液足够多时，将唾液缓缓咽下。

第五章

六管齐下，中医
养肝有妙招

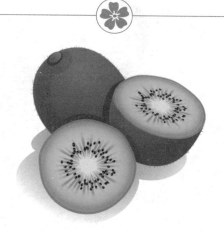

　　肝脏疾病是困扰很多人的常见疾病，严重威胁着人们的日常生活，人们应该重视起来，及时进行预防护理与治疗肝脏疾病才是关键。中医非常注重肝脏养生保健，其肝脏养生的妙招，定能让你有一个健康的肝。

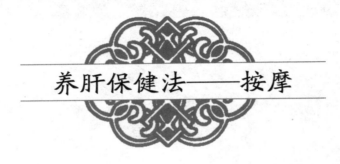

养肝保健法——按摩

 什么是按摩

按摩，自明代改称推拿，是我国最古老的医疗方法之一。远在两千年前的春秋战国时期，就有民间医生扁鹊用按摩、针灸等方法成功地抢救虢太子的病例。

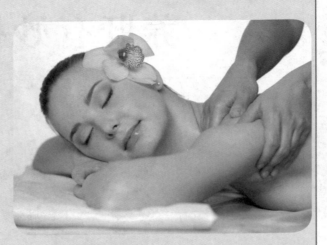

我国现存最早的医典——《黄帝内经》，其中《素问》有9篇论及按摩，《灵枢》有5篇论述按摩。《黄帝内经》对按摩疗法有较为具体的论述，为后世继承和发扬按摩疗法奠定了理论基础。如《素问·血气形志》云："形数惊恐，经络不通，病生于不仁，治之以按摩醪药。"说明按摩能通经活络、治病疗疾。

从性质上来说，按摩是一种物理治疗方法，以中医的脏腑、经络学说为理论基础，结合西医的解剖和病理诊断，用特定的手法作用于人体体表的特定部位，以调节机体生理、病理状况，达到治疗目的的方法。但一定要注意错误的按摩手法不但不能治病疗疾，还会加重肌肤的损伤。

穴位按摩，治疗肝病的好助手

一般人都认为穴位按摩只是治疗腰酸腿疼等症，其实不然，穴位按摩也同样可以护卫肝脏。

对于肝病患者来说，按摩疗法具有独特的疗效。按摩时可采用循经取穴法和腹部按摩法，根据患者自身情况加减手法与穴位。大部分患者经一段时间的按摩后不但消化功能有所提高，相关的不适症状也会大大减轻或消失。

另外，在按摩前后，患者可到医院进行相关检查以检验疗效。穴位按摩对肝病的并发症如便秘、失眠、糖尿病等，也有很好的辅助治疗的作用。

 ## 按摩的注意事项

无论是治病还是保健，进行穴位按摩时都有一些注意项目，当然，针对的人群不同，注意事项也不同，具体来说，应注意以下几点：

1. 成人按摩的注意事项

● 室内要保持清静、整洁，避风、避强光、避免噪声刺激，保持空气新鲜。

● 对于长期服用激素和极度疲劳者，不宜进行穴位按摩。

● 按摩者的手、指甲要保持清洁。皮肤病患者不能给他人按摩，也不能让他人为自己按摩，以防相互传染。

● 按摩者在按摩每个穴位和反射区前，都应测定一下针刺样的反射痛点，以便做到有的放矢，在痛点处着力按摩，取得良好的治疗效果。

● 饭后、酒后、洗澡后、大量运动后，不宜立即进行按摩。

● 治疗时应避开骨骼突起部位，以免损伤骨膜。老人的骨骼变脆，关节僵硬，儿童皮薄肉嫩，因此，在按摩老人及儿童时不可用力过大。

第一章
第二章
第三章
第四章
第五章
第六章
第七章

 第五章　六管齐下，中医养肝有妙招

● 按摩淋巴、脊椎以及尾骨外侧反射区，要朝心脏方向按摩，以利于促进血液和淋巴循环。

● 治疗过程中，如有不适，应随时提出，保证治疗的安全可靠。如出现发热、发冷、疲倦等不适，属正常现象，应坚持治疗。

● 在按摩结束半小时内，必须喝温开水500毫升以上。严重肾脏疾病患者，喝水不能超过150毫升。

2. 儿童按摩的注意事项

● 按摩时，要先准备好润滑液，以减少按摩时的摩擦。如果皮肤比较干燥，应选择具有保湿作用的乳液，按摩前，先将润滑液或乳液倒在手心，双手搓热后再进行按摩。

● 按摩操作顺序首先是头面，其次是上肢，再次是胸腹腰背，最后是下肢。按摩方向最好从近心端向远心端进行。

● 按摩手法以推法、揉法为主；掐、拿、捏等重手法多在最后使用。

● 按摩的最佳时间是两餐之间，千万不能在饱餐后马上进行，以免引起呕吐。

● 按摩操作时可用一些介质，如姜汁、滑石粉以滑润皮肤，提高疗效。

● 按摩时，环境要保持安静、整洁，最好在温暖、舒适的室内按摩，温度不宜低于20℃。

● 按摩前，应选择儿童安静、不哭的状态，进行按摩时，要随时关注儿童的反应。如果在按摩过程中儿童有不适的症状，要减轻力度或停止按摩。

3. 准妈妈按摩的注意事项

准妈妈很容易出现身体水肿的现象，而按摩可以很好地缓解水肿。但是值得注意的是，随着胎儿的发育，腹部穴位应避免按摩刺激，可以热敷代替。另外，对容易引起子宫收缩的敏感部位，如乳房、大腿内侧也不要加以刺激。此外，怀孕期间应避免按摩合谷、肩井二穴。按压合谷穴会促进催产素的分泌，具有催产作用。而若强刺激肩井穴易使人休克，对胎儿健康不利。

按摩治疗脂肪肝

目前治疗脂肪肝的方法不少，如药物治疗和饮食治疗。医学实验证明，按摩也可以治疗脂肪肝。

脂肪肝的按摩治疗主要以按摩肝、脾二经为主，这是因为脂肪肝属于肝脾不和、痰浊内阻的本虚标实证。运用按摩法中的"和"法，配合平补平泻、推压点颤等方法，可对脂肪肝起到明显的疗效。

由于足少阳胆经具有和解之功，又有调理中焦之效，故可将胆经作为按摩治疗的重点。选择相应的穴位进行按摩，对治疗脂肪肝有很好的疗效。通过按摩可有效调整患者的血压、血脂水平，从而达到疏通气血的效果。所以，按摩有助于治疗脂肪肝。

揉大敦穴，清肝明目

大敦是肝经的第一个穴位，它位于足趾，大趾末节外侧，趾甲根角侧后方0.1寸（指寸）。"敦"是厚的意思，"大敦"就是穴外脉气聚结至博至厚的意思。大敦穴是肝经的井穴，"井"是源头的意思。大敦穴可按摩，也可艾灸，均能达到清肝明目之功效，令人神清气爽。

【按摩方法】指压大敦穴有

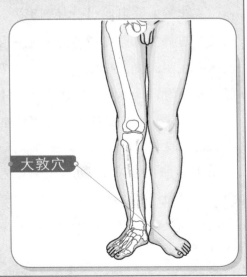

大敦穴

第一章
第二章
第三章
第四章
第五章
第六章
第七章

第五章

六管齐下，中医养肝有妙招

速效，能使头脑清晰，眼睛明亮。指压时强压7~8秒钟，再慢慢吐气，每日睡前重复10次左右。每天早上醒来，也不妨在床上指压大敦穴，具有调理肝肾、息风开窍、安神定痫、理气调血的功效。

按太冲穴，疏肝降火

太冲位于足背，当第1、第2跖骨间，跖骨底结合部前方凹陷中，或触及动脉搏动处，是疏肝降火的"良药"。当生气动怒无法平息时，可以按揉一下太冲穴，就能够使过度上升的肝气下降，平息偏旺的肝火，达到解郁散结的目的。取穴时，可采用正坐位或仰卧位，以手指沿拇趾、次趾夹缝向上移

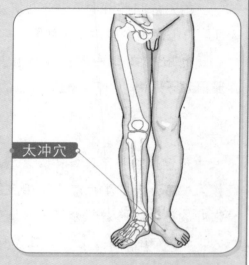

太冲穴

压，压至能感觉到动脉搏动处，即是此穴。

太冲穴是肝经的原穴，从理论上讲，原穴往往调控着该经的气血。人生气时，肝脏也会受到影响，太冲穴便会出现一些信号，主要表现为压痛感，温度或色泽发生变化，对外界更为敏感，甚至软组织的张力发生改变。按太冲穴能让人在头昏脑涨时降压爽气，能让人在怒发冲冠时泻火入眠，能让人在身体虚寒时提高体温。

【按摩方法】按摩前，先用热水泡脚，然后盘腿端坐，用左手拇指按右脚太冲穴，沿骨缝的间隙按压并前后滑动，重复按压20次，以出现酸胀或胀痛为度。按摩该穴时，可以结合指关节向下稍稍用力，而且遵循从太冲穴到行间穴的按摩路线。右脚按压结束后，以同样的方法按压左脚。坚持一段时间，肝气郁结的症状就会慢慢消失。

揉三阴交，调补肝脾肾

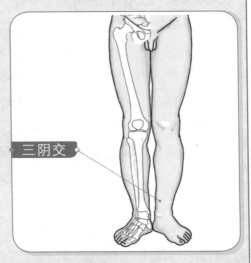

三阴交

三阴交穴位于小腿内侧，内踝尖上3寸，胫骨内侧缘后际，是肝经、脾经、肾经交会的地方，可调节肝、脾、肾三条经脉的气血，效果突出。脾统血，肝藏血，而肾藏精，所以经常按三阴交穴不但能够健脾，还可以活肝血、益肾精。

揉三阴交穴还有助于女性疏通气血，排毒美容，改善子宫和卵巢的功能，对妇科疾病有辅助治疗的作用。人体的任脉、督脉、冲脉这三条经脉的经气都同起于胞宫（子宫和卵巢）。其中，任脉主管人体全身之血，督脉主管人体全身之气，冲脉是所有经脉的主管。每天傍晚5~7时是肾经当令之时，此时用力按揉两侧三阴交穴各15分钟左右，能保养子宫和卵巢，促进任脉、督脉、冲脉的畅通。女人气血畅通，就会面色红润，睡眠踏实，皮肤和肌肉不松垮。

取三阴交穴时坐姿要正确，屈膝，使大小腿形成直角。

【按摩方法】按摩时盘腿坐好，右手的四个手指握住左足足外踝，大拇指屈曲垂直按在三阴交穴上，有节奏地左右各旋15次，按揉另一侧时手法相同。这样坚持一段时间，就一定能够疏通经络，调气活血。

推搓两胁，疏肝解郁

胁肋疼痛是很常见的症状，中医学认为，胁肋疼痛的发病原因，

第一章
第二章
第三章
第四章
第五章
第六章
第七章

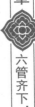

多与肝气郁结有关。《灵枢·五邪》说："邪在肝，则两胁中痛。"《素问·藏气法时论》又说："肝病者，两胁下痛引少腹。"意思就是，如果肝气郁结，会导致心慌、胸闷、心悸、呼吸急促，甚至出现两肋疼痛等症状。

肝脏位于整个胸腔的右下方，大部分隐藏在肋骨下方，同时，肝经走两胁。有些人一生气，就感觉两胁肋骨胀痛，就连腋下也开始感觉不舒服，胸满、憋气，甚至吃不下饭。这就是因为生气伤肝，而肝经在两胁循行所致。

肝经从两胁经过，推搓两胁，刺激两胁处的章门穴和大包穴有助于肝经的气血运行。章门穴在侧腹部，在第11肋游离端的下际。大包穴在腋中线上，第6肋间隙。这两个穴位具有健脾理气、疏肝解郁、调和肝胆等功效，对胸闷、两胁疼痛有良好的防治作用。

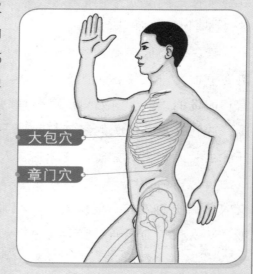

大包穴

章门穴

【按摩方法】推搓时，双手分别置于胁部两侧，一手向前一手向后，相对来回推搓，一个来回计1次，共做30次。经过这一番刺激和按摩后，憋气、心慌等症状会有所好转，胁痛或许就不药而愈了。这一外治法适合大部分人使用，但是胸部有外伤的人应等到伤好后再用。

揉捏耳部，疏肝消疲

人的耳朵上也有很多穴位，经常揉捏耳朵可减轻肝病带来的不适，使人精神振奋，神清气爽。

方法 1

以掌心摩擦耳郭正反面，然后，用拇指、食指指腹上下摩擦耳轮，以上均按摩十余次为宜，对肝病患者的颈、肩、腰、腿痛有很好的缓解作用。

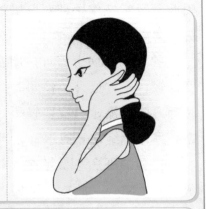

方法 2

提拉耳朵也是一种很有效的方法，先用拇指、食指夹捏耳尖并向上提拉，再用拇指、食指夹捏耳垂部向下揪拉，并且摩擦耳垂。这种方法可对情绪急躁的肝病患者起到清脑、镇静的作用。另外，还可以缓解肝病带来的头晕、眼花等症。

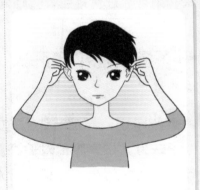

方法 3

用食指指腹自耳部三角窝处开始摩擦耳甲艇、耳甲腔等部位，使之发热。这种方法对肝脏有很好的保健作用。另外，用拇指、食指揉捏耳屏，使之略有痛感为宜，对肝病患者并发的头痛、失眠等症都有很好的防治作用。

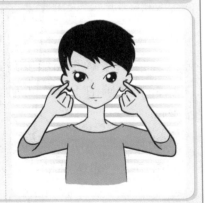

🪭 按摩手部也能护肝

你知道吗？人的手部有很多穴位，而有的穴位可调整肝脏功能，

第一章
第二章
第三章
第四章
第五章
第六章
第七章

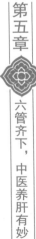

因此，经常按摩手部对肝脏的保健有很大的好处，可以有效保护肝脏，远离疾病。

脾虚的肝病患者可按摩左手手心面紧靠大拇指指根的部位。力度要轻，不宜过大，按顺时针方向摩擦。肝的反射区在右手，按逆时针方向摩擦，力度要轻柔。这个方法对视力欠佳的患者也很有益处。另外，经常摩擦手背，可使脊柱伸弯自如，活动更加灵活。

胃弱的肝病患者可在饭前半小时，用右手沿顺时针方向轻轻按摩左手手掌心。此方法可促进胃液的分泌。若在饭后半小时使用此法，则可促进胃排空，减轻胃的负担。

揉腹能平息肝火

《黄帝内经》中说道："腹部按揉，养生一诀。"中医学认为，按摩腹部对健康起着很重要的作用。腹部脏器众多，是很多经络的必经之地。其中任脉是一条跟全身所有阴经相连的经脉，调节经气、精血、津液。按摩腹部能够疏通任脉，调和阴阳，充实五脏，平息肝火。

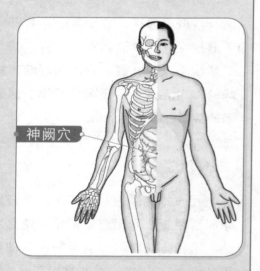

神阙穴

任脉上有人体唯一看得见的一个穴位——神阙穴，就是我们所说的脐中。它是人体的要穴，也称长寿穴。常对神阙穴进行保养，可使人精神饱满，体力充沛，耳聪目明，益寿延年。

按摩腹部首先应以肚脐为中心，逆时针画一个句号，然后顺着句号按摩，先按左，后按右，各30～50下，按压的力度要以感到脉搏跳动、无疼痛感为宜。

🌟 按摩足三里护肝

足三里位于小腿外侧，犊鼻下3寸，犊鼻与解溪连线上，自古就被认为是养生的大穴。之所以名为"足三里"，是因为它有"理上、理中、理下"的作用。揉按足三里的方法不同，起到的作用也不一样。如果胃部不适，可往足三里穴上方使劲按压，这就是"理上"；如果腹部正中不适，则要往内按压，这是"理中"；如果小腹不适则要向下按压，这便是"理下"。

足三里

足三里穴虽然是在胃经上，但常按对肝脏也有很大好处。因为脾胃是气血生化之源，调理好脾胃，肝血才能充足，肝气才能顺畅。

按摩的时候，坐在凳子上，腿弯曲，大腿与小腿成90°。用一手掌心按于膝盖顶部，中指尖下，胫骨前嵴外侧1横指处即是足三里穴。用两只手的拇指指端同时按压双腿的足三里穴，按几秒后松开，再按，缓缓用力，松开，手指不离皮肤，如此反复按压5分钟。

第一章
第二章
第三章
第四章
第五章
第六章
第七章

第五章

六管齐下，中医养肝有妙招

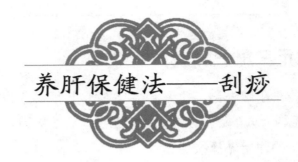

养肝保健法——刮痧

 ## 什么是刮痧

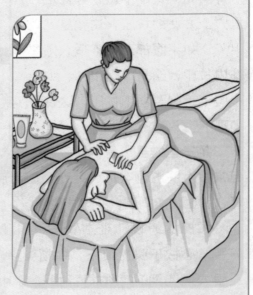

刮痧以中医经络腧穴理论为指导，蘸取一定的介质，通过特制的刮痧器具和相应的手法，在体表反复刮动、摩擦，使皮肤局部出现红色粟粒状，或暗红色出血点等"出痧"变化，从而达到活血透痧、治病保健的目的。因其操作简单、价格低廉、功效显著，临床应用广泛，适合医疗及家庭保健，还可配合针灸、拔罐、刺络放血等疗法使用，加强活血化瘀、驱邪排毒的功效。

 ## 刮痧的功效原理

刮痧疗法为现代人提供了一种诊断疾病的思路与方法。这套方法以中医理论为宏观指导，根据现代医学微循环理论探讨微观变化，综合分析、判断机体的健康状况。中医学认为，气血是组成生命体的基本物质，气血运行的状态决定人体的健康状况。这与现代医学讲的"血液是生命的源泉"不谋而合。通过观察气血运行的状况，可以了解机体的健康状态。刮痧后的临床表现有出痧、退痧或无痧。

1. 出痧：畅达气血，调节阴阳

用刮痧板在皮肤上刮拭，凡血液流动缓慢而有瘀滞的部位，皮肤表面就会出现红、紫、黑斑或黑疱的现象，这种现象被称为"出痧"。这些"痧"是渗出毛细血管壁外的含有大量代谢产物的血液，由于皮肤的屏障作用，这些血液就会停留在皮肤和肌肉之间形成"痧"。同时，在这些部位刮痧会出现痧斑或者发现刮痧板下有不平顺等异常反应。红斑颜色的深浅通常是病症轻重的反映，较重的病，"痧"就出得多，颜色也越深。正是因为刮痧疗法独有的这个特点，使它具有快速诊断的作用，能够帮助我们在身体还没有表现出明显的症状之前，就发现亚健康或疾病的蛛丝马迹及预测我们的健康发展趋势，检查自己的体质特点。

2. 退痧：增强人体免疫功能

实际上，刮痧将含有大量代谢产物的血液"驱逐"出血管之外。出痧后，血管本身的弹性作用会使其瞬间收缩，所以刮痧停止时，出痧也会立即停止。随着时间的推移，刮痧所出现的痧象的颜色会逐渐变浅，并慢慢消退，这个过程称为"退痧"。退痧并不意味着体内毒素以原有的形态被机体再次吸收，而是激活了人体的免疫功能，提高了自身清除毒素的能力。

3. 无痧：经脉气血通畅

如果刮痧时没有出现痧斑，也没有疼痛或刮痧板下不平顺的感觉，则提示经脉气血通畅，身体健康。当经络通畅、身体健康时，因无气血瘀滞，故不出痧；但是，身体过于虚弱、气血不足时也不易出痧。

第一章
第二章
第三章
第四章
第五章
第六章
第七章

第五章

六管齐下，中医养肝有妙招

刮痧步骤

第一步：刮痧前被刮痧者一定要保持良好的心理状态，避免紧张、恐惧心理，要全身心放松。同时应与刮痧者积极配合。

第二步：准备好刮痧器具与用品。检查刮具边缘是否光滑。另外，刮痧板一定要注意消毒。

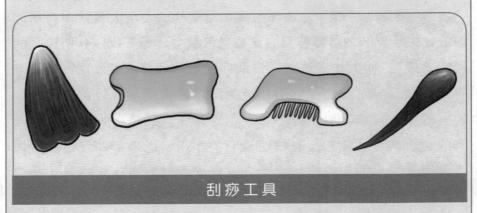

刮痧工具

第三步：根据患者所患疾病的性质与病情，确定治疗部位，选择合适的体位，尽量暴露刮痧部位，并用毛巾擦洗干净。在刮痧部位均匀地涂抹刮痧油，如果是美容，就涂美容刮痧乳。刮痧油或美容刮痧乳用量宜薄不宜厚。保健刮痧和头部刮拭，可不用刮痧油，亦可隔物刮拭，以患者能耐受为度。

第四步：右手持刮痧工具，硬质刮具的平面与皮肤之间角度以45°为宜，切不可成推、削之势。灵活利用腕力、臂力，用力要均匀、适中，由轻渐重，不可忽轻忽重，并保持一定的按压力，以患者能耐受为度，使刮拭的作用力传达到深层组织，而不是在皮肤表面。刮拭面尽量拉长，点、线、面三者兼顾，综合运用，点是刺激穴位，线是循经走络，面是作用于皮部。

第五步：刮痧结束后，应擦干水渍、油渍，让患者穿好衣服，休息一会儿，再适当饮用一些姜汁糖开水或盐开水，这样患者会感到异常轻松和舒畅。一般刮拭后半小时左右，皮肤表面的痧点会逐渐融合成片，刮痧后24～48小时出痧，表面的皮肤触摸时有痛感或自觉局部皮肤微微发热。这些都属于正常反应，休息后即可恢复正常。一般深部出现的包块样痧或结节样痧在皮肤表面逐渐呈现深紫色或青黑色，消退也较缓慢。

晕刮怎么办

如果在刮痧过程中，患者出现头晕、目眩、心慌、出冷汗、面色苍白、四肢发冷、恶心欲吐或神昏仆倒等晕刮现象，应及时停止刮痧，迅速让患者平卧，取头低脚高体位，让患者饮用温糖开水，并注意保温，迅速用刮痧板刮拭患者百会（重刮）、人中（棱角轻刮）、内关（重刮）、足三里（重刮）、涌泉（重刮），静卧片刻即可恢复。

刮痧过程中应注意预防。如初次接受刮痧治疗、精神过度紧张

第一章
第二章
第三章
第四章
第五章
第六章
第七章

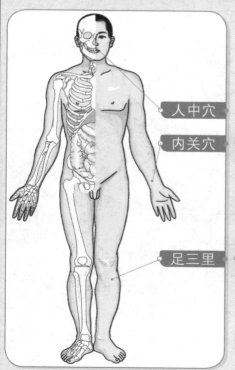
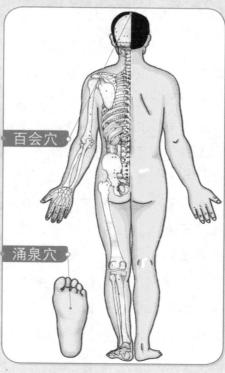

人中穴

内关穴 　百会穴

足三里 　涌泉穴

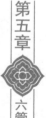
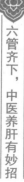

或身体虚弱者，应做好心理疏导工作，消除患者对刮痧的顾虑，同时手法要轻，即用补法。若是饥饿、疲劳、大渴的患者，应先令其进食、休息、饮水后再予刮拭。施术者在刮痧过程中要专注，随时注意患者的神色变化，询问患者的感受，一旦有不适情况应及时纠正或及早采取处理措施，以防出现晕刮现象。

刮痧的注意事项

1. 避风保暖

刮痧时要选择空气清新、冷暖适宜的室内环境，注意避风、保暖，尤其是在冬季应避寒冷与风口。夏季刮痧时，应避免风扇直接吹刮拭部位。因为刮痧时，人体皮肤的毛孔是开放的，如遇风寒之邪，邪气就会侵入人体，不但影响刮痧效果，而且会引发新的疾病。

2. 刮拭顺序

刮痧的一般原则是先刮头颈部、背腰部，再刮胸腹部，最后刮四肢和关节。每个部位一般先刮阳经，后刮阴经；先刮拭身体左侧，后刮拭身体右侧。顺一个方向刮拭，不要来回刮，原则上由上而下，由内向外。面部由内侧刮向外侧，头部由头顶刮向周围，背腰部由上而下及由内侧向外侧，胸部由内侧向外侧，颈部、腹部、

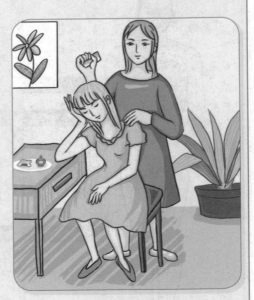

四肢由上而下。应刮完一处后再刮另一处，不可无次序地东刮一下西刮一下。

3. 不可强求出痧

刮痧以出痧为度，但不可强求出痧。只要刮至皮肤毛孔清晰可见，无论出痧与否，都能起到平衡阴阳、疏通经络、畅达气血的功效。室温低时不易出痧，血瘀证、实证、热证容易出痧，虚证、某些寒证或是肥胖症与服激素类药物的患者均不易出痧。对于不容易出痧的病症和部位，只要刮拭方法和部位正确，就会有治疗效果。片面追求出痧而过分刮拭，不仅损耗正气，而且会造成软组织的损伤。

4. 刮拭手法与时间

用泻法或平补平泻手法进行刮痧时，每个部位刮拭时间应控制在3～5分钟；用补法刮拭每个部位的时间应控制在5～10分钟。通常一个患者，应选3～5个部位进行刮拭。体弱年迈者、儿童，以及紧张怕痛的患者宜用补法刮拭。随时注意观察患者的面色、表情及全身状况，以便及时发现和处理意外情况；病情重、病灶深但体质好或疼痛性疾病患者，刮痧宜用泻法或平补平泻法；病情轻、病灶浅但体质较差的患者，宜用补法。天气寒冷时刮痧时间宜稍长，天气热时则刮痧时间宜缩短；前一次刮痧部位的痧斑未退时，不宜在原处再次刮痧。再次刮痧时间一般需间隔3～6天，以痧斑消退为标准。一般3～5次为1个疗程。凡肌肉丰满处（如背部、臀部、胸部、腹部、四肢）宜用刮痧板的横面（薄面、厚面均可）进行刮拭，一些关节处、头面部等肌肉较少、凹凸较多处宜用刮痧板棱角进行刮拭。

5. 刮痧后去油补水

刮拭完毕后，应用医用棉球擦净患者身上的刮痧油，穿上衣服，休息一会儿；若是面部刮痧，刮痧半小时后方可到室外活动；刮痧后宜饮一杯淡的糖开水或盐开水，以利于新陈代谢，促进排毒。

6. 刮痧时限与疗程

刮痧时限与疗程应根据疾病的性质及患者体质状况等因素灵活

第五章　六管齐下，中医养肝有妙招

掌握。一般每个部位刮20次左右，以患者能耐受或出痧为度。在刮痧治疗时，汗孔开泄，为了有利于扶正祛邪，防止耗散正气，或祛邪而不伤正，每次刮痧总时间以20～25分钟为宜。初次治疗时间不宜过长，手法不宜太重，不可一味强求出痧。再次刮痧时间应间隔3～6日或患处无痛感时再实施，直到刮痧处清平无斑块。通常7～10次为1个疗程，间隔10日再进行下一个疗程。刮痧两个疗程仍无效者，应做进一步检查，必要时改用其他疗法。

刮痧有哪些禁忌

- 心力衰竭者、肾衰竭者、全身重度水肿者禁止刮痧。
- 大血管显现处禁用重刮，可用棱角避开血管用点按轻手法刮拭。下肢静脉曲张、下肢水肿的患者，刮拭方向应从下向上刮拭，手法宜轻。
- 有出血倾向的疾病如白血病、血小板减少症等需慎刮（即只能用轻手法刮拭，不要求出痧）。
- 皮肤高度过敏者，以及皮肤上的破损溃疡、疮头，新鲜或未愈合的伤口处，或外伤骨折处禁刮。
- 久病年老、极度虚弱、消瘦者需慎刮（即只能用轻手法保健刮拭）。
- 孕妇的腹部、腰骶部以及妇女的乳头禁刮。
- 眼睛、耳孔、鼻孔、舌、口唇五官处、前后二阴、肚脐（神阙穴）等处禁刮。
- 醉酒、过饥、过饱、过渴、过度疲劳者禁刮，以免出现晕刮现象。
- 小儿囟门未合时禁止在头颈部刮痧。
- 尿潴留患者的小腹部慎用重力刮痧，以轻力揉按为宜。
- 出痧后30分钟内忌洗凉水澡。
- 精神病患者禁刮，刮痧会刺激这类患者发病。

刮痧养肝的原理

通畅的肝经是气血流动的基础，那么养肝重要的一点就是保持肝经的通畅。通畅肝经有一个很好的方法就是刮痧。

经常用刮痧板刮拭两肋部，从期门穴、章门穴开始，经过腹部两侧，从腿部内侧一直刮到脚背太冲穴、行间穴、大敦穴。循经刮痧对于保持肝经的通畅及气血的正常循环非常有好处。

刮痧（用刮法使皮肤出痧）可使局部组织高度充血，血管神经受到刺激使血管扩张，血流及淋巴液流通增快，吞噬及搬运能力加强，使体内废物、毒素加速排除，组织细胞得到营养，从而使血液得到净化，增加抵抗力，可以减轻病势，促进康复。

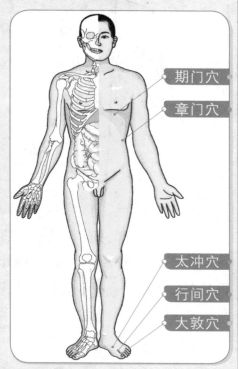

期门穴

章门穴

太冲穴

行间穴

大敦穴

第一章
第二章
第三章
第四章
第五章
第六章
第七章

刮拭肝俞、期门等穴，养肝护肝

1. 刮拭肝俞穴

肝俞穴是肝经经气汇集在背部的腧穴，位于第9胸椎棘突下旁开1.5寸处。因为刮痧面积较大，所以只要找到穴位大概的位置，使刮痧板和背部皮肤保持在45°～90°间，由上而下用合适的力度进行刮拭就可以了。

第五章 六管齐下，中医养肝有妙招

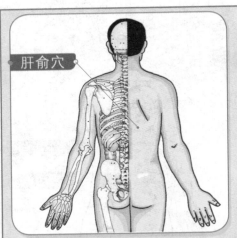

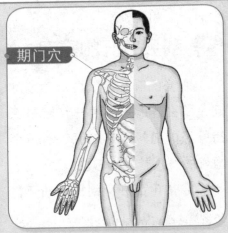

2. 刮拭腹部期门穴

期门穴是肝之募穴，位于胸部，乳头直下，第6肋间隙，前正中线旁开4寸。同时，肝胆居两胁部，刮拭两胁部，可以更好地疏通肝胆。在胸腹部进行刮痧时，要从中心向两侧刮拭，也就是采用横向刮拭法。

3. 刮拭足部太冲穴和行间穴

太冲穴是肝经的原穴，也是引气血下行、防治肝阳上亢的重要穴位，位于足背，当第1、第2跖骨间，跖骨底结合部前方凹陷中，或触及动脉搏动处。行间穴是肝经的荥穴，位于第1、第2趾间，趾蹼缘的后方赤白肉际处。荥穴主要应用于发热病症。太冲配行间对肝气郁结引起的疾病有很好的疗效。

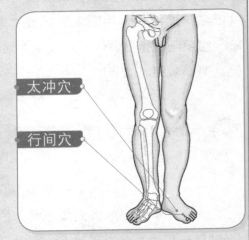

一般来说，肝气运行不畅导致的症状用以上三个方法即可缓

解。如果伴随其他症状，可以在以上三个方法的基础上加一个或几个穴位（部位），以增加效果。

刮拭肝俞、魂门等穴，疏肝利胆

【刮痧部位】①背部：肝俞至胆俞，魂门至阳纲；②胸腹部：膻中、期门、章门；③四肢部：支沟至外关，阳陵泉至外丘，曲泉至蠡沟。

【刮痧方法】

● 用面刮法和双角刮法由上而下依次刮拭肝俞至胆俞、魂门至阳纲。

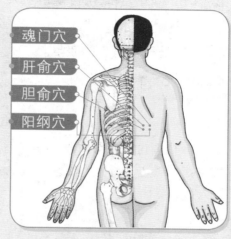

魂门穴
肝俞穴
胆俞穴
阳纲穴

第一章
第二章
第三章
第四章
第五章
第六章
第七章

膻中穴
期门穴
章门穴

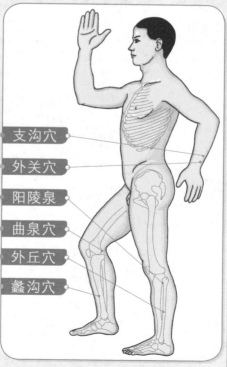

支沟穴
外关穴
阳陵泉
曲泉穴
外丘穴
蠡沟穴

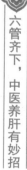

第五章

六管齐下，中医养肝有妙招

● 平刮法沿肋弓走行从正中向右刮拭肝胆体表投影区，重点刮拭肝经期门穴、章门穴，再用单角刮法由上而下刮拭膻中穴。

● 用面刮法由上而下刮拭支沟穴至外关穴、阳陵泉穴至外丘穴、曲泉穴至蠡沟穴。

【刮痧功效】此法可疏肝利胆，解郁除烦，行气活血，调畅气机。另外，还可改善机体因气机郁滞而引起的各脏腑器官功能失调症状，促进气郁病症的康复。

❤ 温馨提醒

刮痧后不宜吹风洗澡

人体通过刮痧来排毒，刮痧后，人体的毛孔都是开放的，这个时候忌吹风或洗澡，因为风邪和湿气会随着人体开放的毛孔乘虚而入，对人体造成伤害。

养肝保健法——拔罐

 什么是拔罐疗法

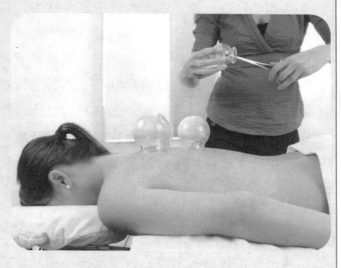

拔罐疗法，古称角法或角吸法，是我国最古老的治病方法之一，最早记载于我国现存的医学文献《五十二病方》中，是中医学的一个重要组成部分。它是以竹筒、陶器或玻璃等作为罐具，利用燃烧、抽气等方法，排除罐内空气，形成罐内负压，使罐具吸附于人体一定部位，达到扶正祛邪、调整阴阳、疏通经络、调节脏腑、散寒除湿、行气活血、治疗疾病等目的的一种外治方法。拔罐疗法可使机体保持阴平阳秘、经络通畅、气血旺盛，从而起到预防疾病、强身健体、延年益寿的作用。

拔罐疗法施术于皮部，在防病治病上主要表现在以下四个方面：

1. 行气活血

拔罐疗法以罐为器，利用燃烧的热力排出其中的空气以产生负

第一章
第二章
第三章
第四章
第五章
第六章
第七章

第五章

六管齐下，中医养肝有妙招

压，使之吸附于皮肤，使被拔部位的皮肤出现瘀血现象，拔罐正是通过吸附肌表使瘀血化散，经络通畅，气血通达，局部疼痛得以减轻或消失。这在现代医学研究中也得到了证实。拔罐可使局部皮肤充血，毛细血管扩张，血液循环加快。另外，拔罐的吸附刺激可通过神经内分泌调节血管舒缩功能和血管壁的通透性，增强局部血液供应而改善全身血液循环。

2. 疏通经络

中医俗语中有"通则不痛，痛则不通"。对于经络而言，疾病的生成本初就在一个"通"字。中医学认为，经络气血通达则人体健康；若阴阳失调，邪正相争，经络之气亦随之逆乱，气血运行不畅，则可发生各种疾病。人体的组织器官保持着协调统一，是一个有机的整体。因而疏通经络可以使人体各个脏腑组织器官得到气血的温养濡润，身体功能正常。上面我们已经提到过，拔罐就是利用相应病所（如阿是穴）疏通阻塞的穴位、经络，使气血得以通达。因此，拔罐可疏通经络，适用于颈椎病、肩周炎、腰腿痛等痛证患者。

3. 解表祛邪

通过局部拔罐吸附作用，使局部毛细血管扩张、充血，毛孔开泄，有利于散表邪，促进体内代谢废物（如乳酸等）排出，使病邪从表而散。

4. 扶正固本

气机顺畅了，身体就会运转正常，正气自然可恢复。反之，则会出现气机横逆的现象。从现代医学来看，拔罐可使吸附部位毛细血管损伤，继而局部血液凝固，但不久即崩溃而引起自体溶血现象，这样可使局部组织血液循环加快，新陈代谢旺盛，营养状况改善，从而提高人体的抗病能力。

 ## 拔罐的注意事项

●拔罐时应保持室内空气清新，温度适宜。夏季避免风扇直吹，冬季做好室内保暖，应令需宽衣暴露皮肤的患者避风，以免受凉感冒。

●注意清洁消毒。施术者双手、患者拔罐部位均应清洁干净或常规消毒，拔罐用具必须常规消毒。

●拔罐的工具必须边缘光滑，没有破损。

●在拔罐过程中，罐具适中，使罐拔得紧而又不过，当罐的数目较多时，罐具间的距离不宜太近，以免罐具牵拉皮肤产生疼痛或罐具因互相挤压而脱落。

●要掌握手法的轻重，走罐时由上而下，并不时蘸植物油或水保持润滑，以免刮伤皮肤。

●拔罐后，根据患者的病情、皮肤情况，结合季节的不同，选取不同的留罐时间。病情轻、皮肤较嫩者，在夏季炎热之时，留罐时间应稍短；若病情较重、皮肤粗糙者，在冬季寒冷之时，留罐时间应相对延长。

●拔罐可使皮肤局部出现小水疱、小水珠、出血点、瘀血现象，或有时局部出现瘙痒，均属正常反应。一般阳证、热证多呈现鲜红色瘀斑；阴证、寒证多呈现紫红色或淡红色瘀斑；寒证、湿证多呈现水疱、水珠；虚证多呈现潮红或淡红。若局部没有瘀斑，或虽有潮红，但起罐后立即消失，说明病邪尚轻，病情不重，病已接近痊愈或是取穴不准。

●拔罐后出现水疱较大或皮肤有破损的，应先用消毒细针挑破水疱，放出水液，再涂上防腐生肌药即可。

●留罐期间注意询问患者的感觉。若患者感觉拔罐部位发热、

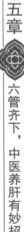

第一章
第二章
第三章
第四章
第五章
第六章
第七章

第五章 六管齐下，中医养肝有妙招

发紧、发酸、凉气外出、温暖舒适、思眠入睡，为正常得气现象；若感觉痛感较明显或灼热，应及时将罐具取下并重拔；拔罐后无感觉，为吸拔力不足，应重拔。

● 拔罐过程中，若出现面色苍白、出冷汗、头晕目眩、心慌心悸、恶心呕吐、四肢发冷、神昏仆倒等症状，此为晕罐。出现晕罐现象时，应立即停止拔罐，让患者平卧，饮温开水或糖水，休息片刻，多能好转。晕罐严重者，应针刺或点掐百会、人中、内关、涌泉、足三里、太冲等穴位，或艾灸百会、气海、关元、涌泉等穴位，必要时应送医院进行急救。对年老体弱者、儿童以及精神紧张、饥饿、初诊的患者，更应注意防止出现不适。

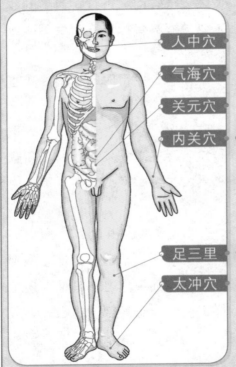

人中穴

气海穴

关元穴

内关穴

足三里

太冲穴

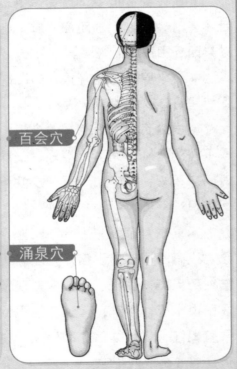

百会穴

涌泉穴

● 一般拔罐后，3小时内不宜洗冷水澡。

● 若病情需要，可配合使用其他疗法，如针灸、推拿、热熨等，以增强疗效。

🪭 哪些人不适合拔罐疗法

为了避免发生不必要的事故，或延误治疗，以下病症或部位应当禁用或慎用该疗法。

- 有出血倾向的患者，如血小板减少性紫癜、白血病、血友病、毛细血管脆性试验阳性等患者。
- 皮肤病皮损部位以及皮肤严重过敏、局部破损溃烂者和传染性皮肤病患者不宜拔罐。
- 急性软组织损伤部位，局部忌用拔罐。
- 外伤、骨折、静脉曲张、大血管体表投影处、心尖搏动处及瘢痕等部位不宜拔罐。
- 妊娠期妇女的下腹部、腰骶部、乳房，以及合谷、三阴交、昆仑等穴不宜拔罐。其他部位不宜强烈刺激。
- 五官及二阴处不宜拔罐。
- 身体极度虚弱、形体消瘦、皮肤因失去弹性而松弛者及毛发多的部位不宜拔罐。
- 精神失常、精神病发作期、狂躁不安及破伤风、狂犬病等痉挛抽搐不能配合者不宜拔罐。
- 恶性肿瘤患者不宜拔罐。
- 重度水肿、病情严重、中度或重度心脏病、心衰、肾衰、肝硬化腹水者不宜拔罐。
- 活动性肺结核的患者，尤其是其胸腹部不宜拔罐。
- 醉酒、过饥、过饱、过度疲劳者均不宜拔罐。

🪭 拔罐对养肝的作用

拔罐有很好的降肝火作用。"火"气大时，可在背部走罐。方法也不复杂，也可在家里做。只要罐挨罐，沿着后背的膀胱经和督脉从

第一章
第二章
第三章
第四章
第五章
第六章
第七章

上而下进行操作就可以了。每次只要花5～10分钟，就可以清肝降火。不过，在家拔罐时一定要注意预防烫伤，否则容易发生感染。

对于上火导致的咽部干痛，可以放血治疗。走罐后，在大椎、肺俞、耳尖等穴位放血，降火效果是立竿见影的。

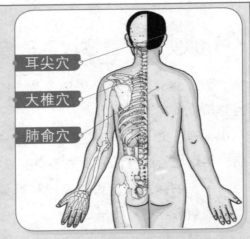

耳尖穴
大椎穴
肺俞穴

吸拔脾俞穴，调和脏腑

脾俞穴位于第11胸椎棘突下，旁开1.5寸。脾，脾脏；俞，输注。本穴为脾之背俞穴，故得名。本穴归属于足太阳膀胱经，适用于治疗脾脏及有关的组织器官病症。

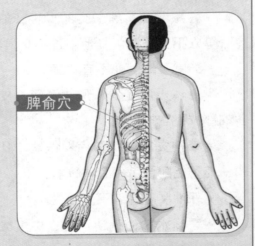

脾俞穴

脾俞穴拔罐有调和阴阳、扶正祛邪、疏通经络、活血止痛、调和脏腑、托毒排脓等功效。现代医学认为，其作用主要是调整神经系统，改善微循环，促进新陈代谢、提高免疫力等。

【拔罐方法】对脾俞穴及其附近进行消毒后，用闪火法在穴位上拔罐，留罐10～15分钟，皮肤会出现紫红色瘀斑。

吸拔肝俞穴，理气明目

肝俞穴属足太阳膀胱经，位于背部，第9胸椎棘突下，旁开1.5

寸。本穴有疏肝利胆、理气明目的作用，主治黄疸、胁痛、胃痛、吐血、衄血、眩晕、夜盲、目赤痛、青光眼、癫狂、脊背痛、急慢性肝炎、胆囊炎、神经衰弱、肋间神经痛等。

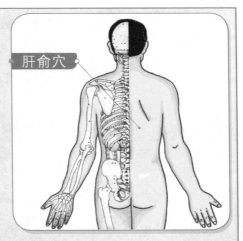

肝俞穴

肝俞穴意指肝脏的水湿风气由此外输膀胱经。对肝俞穴进行拔罐，刺激此穴有利于肝脏疾病的防治。中医学认为，脏腑出现病变时可在其相应背俞穴出现异常反应（如敏感、压痛等），所以肝脏有疾，也会在肝俞穴处有所反映。

【拔罐方法】对肝俞穴处及其附近进行消毒后，在穴位上用闪火法拔罐，留罐10~15分钟，隔日1次。

肝郁气滞，吸拔膻中等穴

肝郁气滞主要表现为烦躁不安，甚或昏不识人，手足拘急，悲伤欲哭，神志昏蒙，胸膈满闷，胁肋胀痛，舌红苔白，脉弦细或兼数。

【取穴】肝俞、膻中、三焦俞、内关。

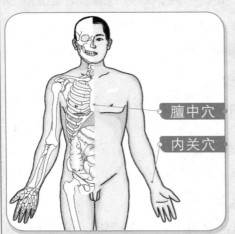

膻中穴

内关穴

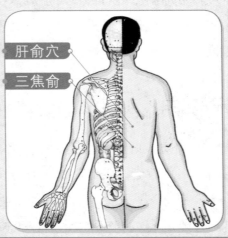

肝俞穴

三焦俞

第一章
第二章
第三章
第四章
第五章
第六章
第七章

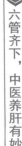

第五章

六管齐下，中医养肝有妙招

【方法】选取中口径玻璃火罐以闪火法吸拔诸穴10～15分钟，每日1次。

【功效】疏肝解郁，泻火安神。

 ## 慢性胆囊炎，吸拔胆囊区压痛点

拔罐疗法对治疗胆囊炎、胆结石有很好的疗效。胆囊炎、胆结石在中医学中属于"胁痛"范畴。其病因病机为情志不畅，以致肝胆郁结，或饮食不节，湿热内生，熏蒸肝胆而成。

胆囊炎有急、慢性之分。急性胆囊炎主要表现为右上腹持续性疼痛，阵发性加剧，可向肩背部放射，伴有发热、黄疸、恶心、呕吐，右上腹腹肌紧张、压痛明显。急性胆囊炎发作时需及时前往医院就诊。慢性胆囊炎多由急性转变而来，临床主要表现为腹胀、嗳气和厌食油腻等消化不良症状，右上腹有轻度压痛。胆结石是指胆道系统内有结石，临床主要表现为腹部绞痛，并伴有寒战、高热、黄疸、恶心呕吐、厌油腻，严重时可出现中毒性休克。拔罐疗法对上述症状有一定的辅助治疗功效。

【拔罐方法】可在胆囊的解剖部位，也就是剑突偏右肋弓上。如果不懂解剖，也可以在疼痛明显处拔罐。如果不舒服的地方多、范围广，可沿肋弓向右侧各个不适点一处拔一罐，一直到肩部，最后肝俞穴、胆俞穴各拔一罐，可以每次拔一处，也可以把不舒服的部位一次拔完，间隔几日再拔，每次留罐10分钟左右。

 ## 阴虚火旺，吸拔肾俞等穴

阴虚火旺主要表现为虚烦不眠，五心烦热，咽干口燥，大便秘结，小便黄赤，舌红苔白，脉细弱或数。

【取穴】肾俞、三焦俞、三阴交、内关。

【方法】操作时，患者取坐位，选取中口径玻璃罐以闪火法吸拔

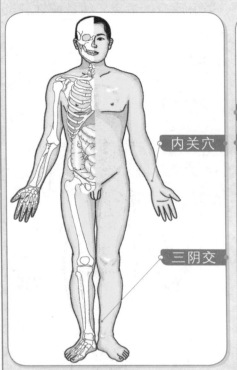
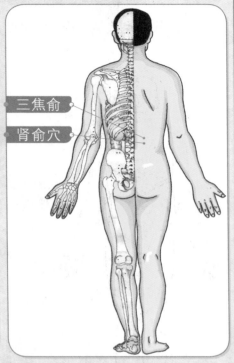

内关穴

三焦俞

肾俞穴

三阴交

第一章
第二章
第三章
第四章
第五章
第六章
第七章

诸穴5～10分钟，每日1次。

【功效】滋阴清热。

🪭 慢性肝炎的拔罐疗法

慢性肝炎是指由不同病因引起的，病程至少持续6个月以上的肝脏坏死或炎症，如感染肝炎病毒（乙肝病毒、丙肝病毒等）、长期饮酒、服用肝毒性药物等。临床上可有相应的症状、体征和肝功能检查异常，也可以无明显临床症状，仅有肝组织的坏死和炎症。病程呈波动性或持续进行性，如不进行适当的治疗，部分患者可发展为肝硬化。拔罐疗法有助于辅助治疗慢性肝炎。

【取穴】大椎、肝俞、期门、胃俞、身柱、胆俞、脾俞。

【方法】取上穴，采用刺络拔罐法，先用三棱针点刺各穴，然后用闪火法将火罐吸拔在点刺的穴位上，留罐5～10分钟，隔日1次。

【功效】疏肝理气，降火退热，益肝明目。适用于缓解慢性肝炎的不适症状，尤其适用于黄疸型乙型肝炎。

【注意】使用过的罐具必须严格消毒，防止交叉感染。

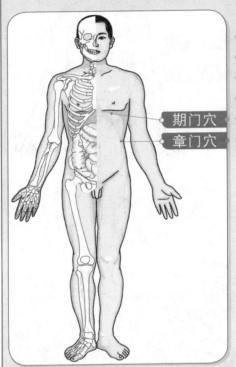

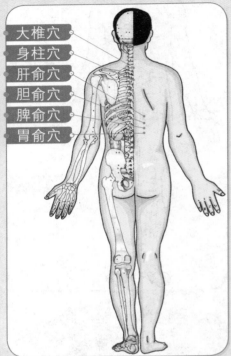

大椎穴
身柱穴
肝俞穴
胆俞穴
脾俞穴
胃俞穴

期门穴
章门穴

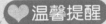 肝病胁痛，吸拔章门等穴

【取穴】章门、胆俞、肝俞、脾俞（见上图）。

【方法】留罐15分钟。每日1次，10次为1个疗程。

【功效】疏肝利胆，缓解疼痛。适用于乙型肝炎所致的胁痛。

♥温馨提醒

拔罐操作一定要谨慎小心

拔罐是一个必须要细心的活儿，因为涉及用火和酒精，所以来不得半点马虎，一定要谨慎，以免烫伤，避免对患者造成无法挽回的伤害。

养肝保健法——中成药

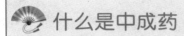

什么是中成药

　　郑重声明：本节所摘录的补益中成药，其所阐明的功效只是普遍性功效。在实际应用中，因为病患个体乃至其所生活的环境、生活习惯都存在差异，所以在使用之前，务必咨询医生。

　　中成药是以中草药为原料，经制剂加工制成各种不同剂型的中药制品，是我国历代医药学家经过千百年医疗实践，创造、总结的有效方剂的精华。

　　中成药所指的各种成药，均为现成可用、适应急需、存贮方便的中药。相对于中药药材而言，中成药治病节省了中药煎剂所必要的煎煮时间，更因其能随身携带、不需煎煮等特点，故而使用十分方便。由于中成药多为经过一定特殊加工浓缩而成的制成品，故其每次需用量远远少于中药煎剂，而且成药也几乎消除了中药煎剂服用时特有异味等的不良刺激，在服药反应上，也较易被大众所接受。

归芍地黄丸

　　【组成】当归、白芍（酒炒）、熟地黄、山茱萸（制）、山药、牡丹皮、泽泻、茯苓。

　　【性状】大蜜丸；气香，味微酸、苦。

　　【功效】滋肝肾，补阴血，清虚热。

　　【主治】肝肾两亏、阴虚血少所致

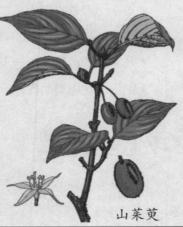

山茱萸

第一章
第二章
第三章
第四章
第五章
第六章
第七章

第五章

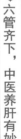

六管齐下，中医养肝有妙招

的头晕目眩、耳鸣咽干、午后潮热、腰腿酸痛。

【用法用量】口服，大蜜丸每次1丸，每日2～3次。或者遵医嘱。

【注意事项】孕妇、发热患者、血液病患者禁用；高血压、高脂血症者等不宜服用滋腻药物者禁用。

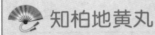 知柏地黄丸

【组成】熟地黄、山茱萸（制）、山药、牡丹皮、茯苓、泽泻、知母、黄柏。

【性状】小水蜜丸。

【功效】滋阴降火。

【主治】阴虚火旺所致的潮热盗汗、口干咽痛、耳鸣遗精、小便短赤。

【用法用量】遵医嘱。

【注意事项】

●感冒发热患者不宜服用。

●患有高血压、心脏病、肝病、糖尿病、肾病等慢性病严重者应在医师指导下服用。

●儿童、孕妇、哺乳期妇女应在医师指导下服用。

●服药4周症状无缓解，应去医院就诊。

●对本品过敏者禁用，过敏体质者慎用。

●本品性状发生改变时禁止使用。

●儿童必须在成人监护下使用。

●如正在使用其他药品，使用本品前需咨询医师或药师。

七宝美髯丸

【组成】制何首乌、当归、补骨脂（盐水炙）、枸杞子、菟丝子、茯苓、牛膝等。

【性状】水丸或者大蜜丸。

【功效】滋补肝肾。

【主治】肝肾亏虚所致的须发早白、牙齿摇动、盗汗、筋骨软弱、腰腿酸软、带下清稀。

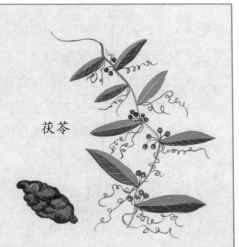

茯苓

【用法用量】口服，每次6克，一日2次或遵医嘱；淡盐汤或温开水送服。

【注意事项】

●儿童、孕妇、糖尿病患者禁用。忌辛辣、生冷、油腻食物。感冒发热患者不宜服用。本品宜饭前服用。高血压、心脏病、肝病、肾病等慢性病患者应在医师指导下服用。

●服药2周症状无缓解，应去医院就诊。对本品过敏者禁用，过敏体质者慎用。本品性状发生改变时禁止服用。如正在使用其他药品，使用本品前请咨询医师或药师。

丹栀逍遥丸

【组成】牡丹皮，栀子（炒焦），柴胡（酒制），白芍（酒炒），当归，茯苓，白术（土炒），薄荷，甘草（蜜炙），辅料为姜汁。

【性状】丸剂。

【功效】疏肝解郁，清热调经。

【主治】肝郁化火所致的胸胁胀痛、烦闷急躁、颊赤口干、食欲不振或有潮热，以及妇女月经先期，经行不畅，乳房与少腹胀痛。

【用法用量】口服，每次6～9克，每日2次。

【注意事项】

●少吃生冷及油腻难消化的食品。

●服药期间要保持情绪乐观，切忌生气恼怒。

第一章
第二章
第三章
第四章
第五章
第六章
第七章

● 服药一周后，症状未见缓解，或症状加重者，应及时到医院就诊。

● 孕妇慎用；对该药品过敏者禁用，过敏体质者慎用。

● 该药品性状发生改变时禁止使用。

● 儿童必须在成人监护下使用。

● 如正在使用其他药品，使用该药品前请咨询医师或药师。

杞菊地黄丸

【组成】熟地黄，山茱萸（制），山药，牡丹皮，茯苓，泽泻，枸杞子，菊花。

【性状】大蜜丸，每丸重9克。

【功效】滋肾养肝。

【主治】肝肾阴亏所致的眩晕、耳鸣、目涩畏光、视物昏花等。

【用法用量】口服。每次9克，每日2次。

【注意事项】

● 忌食不易消化的食物。

● 感冒发热患者不宜服用。

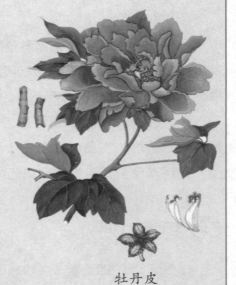

牡丹皮

● 高血压、心脏病、肝病、糖尿病、肾病等慢性病严重者应在医师指导下服用。

● 儿童、孕妇、哺乳期妇女应在医师指导下服用。

● 服药4周症状无缓解，应去医院就诊。

● 对本品过敏者禁用，过敏体质者慎用。

● 本品性状发生改变时禁止使用。

● 儿童必须在成人监护下使用。

● 如正在使用其他药品，使用本品前请咨询医师或药师。

舒肝丸

【组成】川楝子，延胡索（醋制），片姜黄，白芍（酒炒），沉香，枳壳（炒），木香，砂仁，陈皮，豆蔻仁，茯苓，厚朴（姜制），朱砂。

【性状】丸剂。

【功效】疏肝和胃，理气止痛。

【主治】肝郁气滞所致的胸胁胀满、胃脘疼痛、嘈杂呕吐、嗳气泛酸。

【用法用量】口服。每次20丸，每日2～3次。

【注意事项】

● 孕妇慎用。

● 本品含朱砂，不宜过量久服，肝肾功能不全者慎用。

● 服用前应除去蜡皮、塑料球壳；本品可嚼服，也可分份吞服。

第一章
第二章
第三章
第四章
第五章
第六章
第七章

逍遥丸

【组成】柴胡，当归，白芍，白术（炒），茯苓，炙甘草，薄荷，生姜。

【性状】丸剂。

【功效】疏肝健脾，养血调经。

【主治】肝气不舒所致的胸胁胀痛、头晕目眩、食欲减退、月经不调。

【用法用量】口服。每次8丸，每日3次。

【注意事项】

● 忌食寒凉、生冷食物。

● 孕妇服用前需向医师咨询。

● 感冒时不宜服用。

● 月经过多者不宜服用本药。

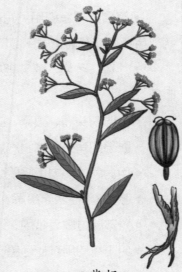

柴胡

● 长期服用者应向医师咨询。

● 服药2周症状无改善者，应去医院就诊。

● 对本品过敏者禁用，过敏体质者慎用。

● 本品性状发生改变时禁止使用。

● 如正在使用其他药品，使用本品前请咨询医师或药师。

明目地黄丸

【组成】熟地黄，酒萸肉，牡丹皮，山药，茯苓，泽泻，枸杞子，菊花，当归，白芍，蒺藜，煅石决明。辅料为蜂蜜。

【性状】丸剂。

【功效】滋肾，养肝，明目。

【主治】肝肾阴虚所致的目涩畏光、视物模糊、迎风流泪。

【用法用量】口服，每次1丸，每日2次。

【注意事项】

● 忌烟、酒、辛辣刺激性食物。

● 感冒时不宜服用。有高血压、心脏病、肝病、糖尿病、肾病等慢性病严重者应在医师指导下服用。

● 儿童、孕妇、哺乳期妇女、年老体弱、脾虚便溏者应在医师指导下服用。

● 平时有头痛、眼胀、虹视或青光眼等症状的患者应去医院就诊。

● 眼部如有炎症或眼底病变者应去医院就诊。

● 用药后如视力下降明显应去医院就诊。

● 服药2周症状无缓解，应去医院就诊。

● 对本品过敏者禁用，过敏体质者慎用。

● 如正在使用其他药品，使用本品前请咨询医师或药师。

● 服用前应除去蜡皮、塑料球壳；本品可嚼服，也可分份吞服。

石斛夜光丸

【组成】石斛，人参，山药，茯苓，甘草，肉苁蓉，枸杞子，菟丝子，生地黄，熟地黄，五味子，天冬，麦冬，苦杏仁，防风，川芎，枳壳（炒），黄连，牛膝，菊花，蒺藜（盐炒），青葙子，决明子，水牛角浓缩粉等。

【性状】丸剂。

【功效】滋阴补肾，清肝明目。

【主治】肝肾两亏、阴虚火旺所致的内障目暗、视物昏花。

【用法用量】口服。每次1丸，每日2次。

【注意事项】

● 忌烟、酒、辛辣刺激性食物。

● 有高血压、心脏病、肝病、糖尿病、肾病等慢性病严重者应在医师指导下服用。

● 孕妇、哺乳期妇女及脾虚便溏者应在医师指导下服用。

石斛

● 本品适用于早期圆翳内障（老年性白内障）。

● 服药2周症状无缓解，应去医院就诊。

● 对本品过敏者禁用，过敏体质者慎用。

● 服用前应除去蜡皮、塑料球壳；本品可嚼服，也可分份吞服。

护肝片

【组成】柴胡，茵陈，板蓝根，五味子，猪胆粉，绿豆。

【性状】片剂。

【功效】疏肝理气，健脾消食。

【主治】酒精性肝炎，早期肝硬化，慢性肝炎。

第一章
第二章
第三章
第四章
第五章
第六章
第七章

【用法用量】口服。每次4片，每日3次。

【注意事项】当药品性状发生改变时禁止服用。

 柴胡舒肝丸

【组成】茯苓、枳壳（炒）、豆蔻、白芍（酒炒）、甘草、香附（醋制）、陈皮、桔梗、厚朴（姜炙）等。

【性状】丸剂。

【功效】疏肝理气，消胀止痛。

【主治】肝气不舒所致的胸胁痞闷、食滞不清、呕吐酸水。

豆蔻

【用法用量】口服，每次1丸，每日2次。

【注意事项】

● 忌生冷及油腻难消化的食物。

● 服药期间要保持情绪乐观，切忌生气恼怒。

● 有高血压、心脏病、肝病、糖尿病、肾病等慢性病严重者应在医师指导下服用。

● 儿童、年老体弱、孕妇、哺乳期妇女及月经量多者应在医师指导下服用。

● 严格按用法用量服用，本品不宜长期服用。

● 服药3天症状无缓解者，应去医院就诊。

● 对本品过敏者禁用，过敏体质者慎用。

● 如正在使用其他药品，使用本品前请咨询医师或药师。

 舒肝和胃丸

【组成】香附（醋制），白芍，佛手，木香，郁金，柴胡，白术（炒），陈皮，广藿香，槟榔（炒焦），乌药，炙甘草，莱菔子。辅料为蜂蜜。

【性状】丸剂。

【功效】疏肝解郁，和胃止痛。

【主治】肝胃不和所致的两胁胀满、胃脘疼痛、食欲不振、呃逆呕吐、大便失调。

【用法用量】口服，大蜜丸每次2丸，每日2次。

【注意事项】

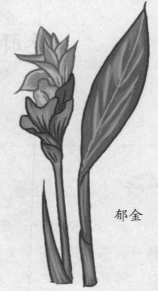

郁金

●饮食宜清淡，忌酒及辛辣、生冷、油腻食物。

●忌愤怒、忧郁，应保持心情舒畅。

●有高血压、心脏病、肝病、糖尿病、肾病等慢性病严重者应在医师指导下服用。

●儿童、孕妇、哺乳期妇女、年老体弱者应在医师指导下服用。

●胃痛严重者，应及时去医院就诊。

●服药3天症状无缓解，应去医院就诊。

●对该药品过敏者禁用，过敏体质者慎用。

●该药品性状发生改变时禁止使用。

●儿童必须在成人监护下使用。

●如正在使用其他药品，使用该药品前请咨询医师或药师。

益肝活血明目丸

【组成】北寒水石、红花、岩精膏、葛缕子、甘草、诃子、毛诃子、绿绒蒿、丁香、余甘子、铁粉（制）等15味。

【性状】丸剂。

【功效】养肝益气，活血明目。

【主治】肝阴不足所致的视物不清以及视疲劳，青少年视力下降。

【用法用量】口服，每次2丸，每日2次。

第一章
第二章
第三章
第四章
第五章
第六章
第七章

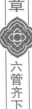

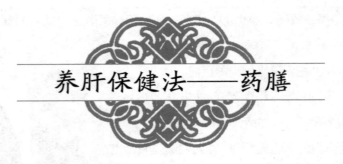

养肝保健法——药膳

什么是药膳

　　药膳又称食疗，是指以药物和食物为原料，烹调加工而成，具有食物和药物并举的特点的膳食。它以传统的烹调技艺——烧、炒、熘、焖、炖、煨、蒸、熬、煮为手段寓药于食，寓性于味，用食物、药物的偏性来矫正脏腑机体的抗病力和提高机体的免疫力。

　　药膳是在中医理论的指导下制作的，不仅可以做补汤，而且可以制成糕点、面食、粥品、茶饮和糖果等。

　　人们在选择药膳之前，要对中药药材的温、热、寒、凉四性，辛、甘、酸、苦、咸五味及其作用有一个基本的了解。如果人们对药材的药性不了解，选择不当，不但无法达到进补强身的作用，还有可能弄巧成拙。

桑叶菊花蜜膏

　　【原料】霜桑叶、菊花各50克，炼蜜200克。

　　【做法】先将桑叶、菊花洗净，放入锅中，加水适量，用中火煎熬30分钟，控出药汁，加水再煎熬30分钟，合并两次煎液，加入炼蜜，用小火熬至膏状即成。

　　【功效】清肝明目，疏风清热。适用于老年人之目赤肿痛、目昏生翳、肺热咽痛等症。

合欢花蒸猪肝

【原料】干合欢花10~12克，猪肝100~150克，精盐适量。

【做法】先将干合欢花洗净放碟中，加清水少许浸泡4~6小时，再将猪肝切片，同放碟中，加适量精盐，隔水蒸熟后即可食用。

【功效】养阴柔肝。适用于睾丸肿胀、阴囊红肿、小腹胀痛、胸胁胀满、情绪急躁，并伴头晕耳鸣、舌苔薄黄、脉弦等症。

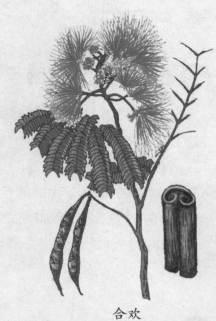

合欢

首乌大枣煮鸡蛋

【原料】何首乌15克，大枣10枚，鸡蛋2枚。

【做法】鸡蛋洗净煮熟，剥壳；鸡蛋与何首乌、大枣加水共煮约30分钟。

【功效】滋阴补肝。适用于肝阴血亏所致的面色苍白萎黄、心悸乏力、神疲倦怠等症。

天麻蒸鸭

【原料】老鸭1只（约1500克），天麻45克，黄酒、酱油、精盐、味精、菊花各少许。

【做法】将老鸭宰杀去毛及内脏，洗净切块备用；天麻切片洗净；将鸭装蒸钵内，放入天麻片、黄酒、酱油、精盐少许，蒸3小时，上桌前撒上味精、葱花调味即可。

第一章
第二章
第三章
第四章
第五章
第六章
第七章

【功效】养肝平肝，滋阴清热。适用于肝阴亏虚所致的神经官能症、头痛、高血压等症。

 ## 山药枸杞炖猪脑

【原料】猪脑1具，山药50克，枸杞子15克，葱、姜、精盐、味精各适量。

【做法】将猪脑漂洗干净，山药、枸杞子洗净，一并放入砂锅中，加入葱、姜、清水适量。先用大火煮沸，再用小火炖煮30分钟左右，以猪脑熟为度，酌加精盐、味精调味后即可食用。

【功效】补益肝肾。适用于肝肾不足所致的眩晕、头痛耳鸣、腰酸腿软等症。

 ## 大枣薏苡仁粥

【原料】大枣8枚，薏苡仁50克，粳米100克。

【做法】将大枣洗净，剔去枣核；薏苡仁、粳米分别淘洗干净，再用清水浸泡薏苡仁；取锅放入清水、薏苡仁、粳米，用大火煮沸后，加入大枣，再改用小火煮至粥成。

薏苡仁

【功效】养肝补血，健脾减肥，扶正抗衰。适用于老年人之肝血不足、脾虚气血生化不足所致的贫血、颜面苍白或慢性虚弱性疾病。

桂皮山楂粥

【原料】桂皮6克，山楂肉10克，粳米50克，红糖30克。

【做法】山楂肉洗净，桂皮捣碎，放锅内加清水适量，用大火烧沸后，转用小火煮30分钟，去渣留汁，入粳米、红糖煮成粥即可。每日1次，趁热服食。

【功效】温肝散寒，消食导滞。适用于肝阳亏虚所致的胃脘满闷作痛、厌食而大便不爽等症。

🪭 香附艾叶粥

【原料】醋香附7克，艾叶5克，淡干姜3克，粳米50克，红糖适量。

【做法】把干姜、香附、艾叶水煎取汁，去渣后以汁代水，加入粳米、红糖如常法煮粥即可。每日2次，早晚加热服食。

【功效】温肝散寒，行气调经。适用于肝阳不足所致的女子月经延后、小腹冷痛、四肢发凉等症。

【注意】阴虚血热者忌服。

🪭 枸杞叶粥

【原料】鲜枸杞叶100克，糯米50克，白糖适量。

【做法】将枸杞叶洗净加水300毫升，煮至200毫升时去叶，加入糯米、白糖，再加水300毫升煮成稀粥。

【功效】补肝明目。适用于肝血不足所致的头晕目赤、夜盲、视物不清等症。

🪭 决明子菊花粥

【原料】决明子、白菊花各15克，粳米100克，白糖适量。

【做法】先将决明子炒出香味，等凉后与白菊花同煎，去渣留汁，澄清沉淀。将淘洗干净的粳米与药汁同入锅，加适量清水煮成粥，食用时加入白糖调味。

第一章
第二章
第三章
第四章
第五章
第六章
第七章

第五章

六管齐下，中医养肝有妙招

【功效】清肝明目，润肠通便。适用于肝热内盛、阴虚火旺所致的目赤肿痛、视物模糊、高血压、大便不通等症。

【注意】大便溏泻者忌食。

白术白芍猪肉汤

【原料】白术、白芍各20克，陈皮1块，蜜枣 2 枚，猪瘦肉160克，生抽、白糖、淀粉、植物油、精盐各适量。

【做法】将生抽、白糖、精盐、植物油各少许和适量淀粉拌匀，以适量清水调开成腌料，备用；猪瘦肉用清水洗干净，抹干水，切成大薄片，加入腌料，使腌透入味，备用；白芍、蜜枣、白术和陈皮分别用清水洗净，放入瓦煲内，加入适量清水，先用大火烧至水开，然后改用中火继续煲 1 小时左右，再放入腌透入味的猪瘦肉。煲至猪瘦肉熟透，以少许精盐调味即可。

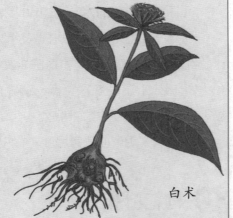

白术

【功效】补肝健脾，解痉止痛。适用于肝脾不和所致的胁肋疼痛、食欲不佳、肚腹膨胀、大便稀烂、腹泻时作时止、恼怒或精神紧张时腹泻加剧、四肢倦怠等症。

银杞鸡肝汤

【原料】干银耳 5 克，枸杞子10克，鸡肝100克，料酒、生姜汁、味精、精盐、湿淀粉、清汤各适量。

【做法】将银耳用温水泡涨洗净，择去蒂、杂质，撕成小片后，再用凉水漂洗干净；枸杞子淘洗干净，备用；鸡肝洗净后，切成薄片，放入碗中，加入少量湿淀粉、料酒、姜汁、精盐调匀备用；锅置火上，放入清汤，加入料酒、姜汁、味精、精盐，随即下入银耳、鸡肝、枸杞子烧开，撇去浮沫，煮至肝熟即可。

【功效】补血，养肝，明目。适用于肝血亏虚所致的头晕眼花、视物模糊、两目干涩、视力减退、手足麻木、爪甲枯脆等症。

丝瓜绿茶汤

【原料】丝瓜250克，绿茶叶5克，精盐少许。

【做法】将丝瓜洗净，切成7毫米厚的片，放入砂锅中，加少许精盐和适量水，将丝瓜煮熟，再加入茶叶，取汁饮用。

丝瓜

【功效】生津止渴，清暑解热。适用于肝火上炎或暑热所致的口干、饮食减少、疲劳体乏、两眼红赤等症，同时有轻身防胖的功效。

第一章
第二章
第三章
第四章
第五章
第六章
第七章

首乌鲤鱼汤

【原料】活鲤鱼1条，何首乌25克，生姜4克，料酒、精盐各适量。

【做法】将鲤鱼除去苦胆，保留内脏，不刮鳞，切成段；何首乌加水适量，小火熬1小时，去渣留汁备用；锅内添加适量水，放入鲤鱼，大火煮沸，下料酒、生姜、精盐，小火炖2小时左右，加入何首乌汁煮沸即可出锅。

【功效】补肝益肾，利水消肿。适用于肝硬化腹水、慢性肾炎水肿等症，并有壮阳乌发之效。

【注意】本汤忌用铁锅煮制。

第五章

六管齐下，中医养肝有妙招

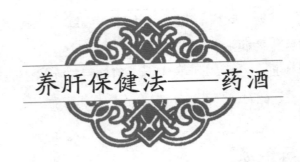

养肝保健法——药酒

什么是药酒

郑重声明：药酒绝对不能代替药物治疗，除此之外，炮制好的药酒应该尽快饮用完毕。在炮制和服用这些药酒前，务必咨询专业医师，以免药物中毒，危及生命。

本书所引用的药酒配方、制作方法、饮用方法和剂量均出自相关典籍，配方和剂量仅供参考，由于药酒均含酒精成分，故本书所列药酒均为孕妇禁服，恕不一一说明。

从古传至今的著名药酒有妙沁药酒，现在新兴的药酒有龟寿酒、劲酒等。药酒配制方便、药性稳定、安全有效。酒，素有"百药之长"的称谓，而且因为酒精是一种良好的半极性有机溶剂，中药的各种有效成分都易溶于其中，药借酒力，酒助药势，便可充分发挥其效力，提高疗效。将强身健体的中药与酒"溶"于一体的药酒，简单，方便，见效快。

杞菊麦冬酒

【原料】枸杞子50克，麦冬30克，杜仲15克，菊花10克，白酒1500毫升。

【做法】将原料研碎，放入坛内，注入白酒，密封置阴凉处，隔日摇晃2次，3周后即可服用。每日早晚各15毫

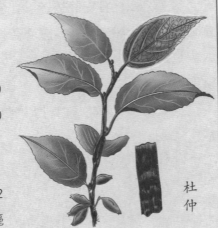

杜仲

升，饭前饮。

【功效】养肝明目，补肾益精。适用于腰背疼痛、阳痿遗精、足膝酸软、头晕目眩、视物模糊等症。

芝麻枸杞酒

【原料】黑芝麻（炒）、生地黄各300克，枸杞子500克，火麻仁150克，糯米1500克，酒曲120克。

【做法】将以上4味药加工切碎，置砂锅中，加水3000毫升，煮至2000毫升，取汁候冷。糯米蒸熟，候冷后置容器中，加入药汁和酒曲（先研末）搅拌均匀，密封，保温处酿酒14日，酒熟启封，压去糟渣，即成药酒。每日服3次，每次30~50毫升。

【功效】滋肝肾，补精血。适用于肝肾不足所致的腰膝酸软、遗精、视物模糊、须发早白等症。

女贞子酒

【原料】女贞子90克，黄酒500毫升。

【做法】女贞子加工粗碎，装入干净瓶中，再将黄酒倒入瓶里，加盖密封，置阴凉干燥处；每日摇动数下，7日后即可开封取饮。每日早晚空腹各温饮20毫升。

【功效】滋阴补血，强筋壮骨，明目乌发。适用于肝肾阴虚所致的腰膝酸软、筋骨无力、须发早白、头发枯脆、稀疏脱落、头晕目眩、耳鸣耳聋、午后低热等症。

女贞子

【注意】食少腹胀、胃脘冷痛、大便溏泄者忌服。

第一章
第二章
第三章
第四章
第五章
第六章
第七章

葡萄干酒

【原料】葡萄干500克，糯米3000克，酒曲适量。

【做法】将葡萄干切碎，备用；糯米加水蒸熟，待稍冷，加入葡萄干碎，搅拌均匀，盛坛盖封，置于暖处发酵7日。熟后，去渣取汁，贮瓶备用。每日2次，每次餐前饮1小杯。或佐餐饮服。

【功效】益肝肾，暖腰膝，留容颜。适用于腰膝酸软、容颜早衰等症。

 地黄酒

【原料】生地黄1500克，糯米2500克，酒曲180克。

【做法】生地黄略蒸后在盆中捣碎；酒曲研为细末，备用；将糯米洗净蒸煮，沥半干，纳入干净坛中，待糯米冷却后，加入地黄、酒曲末，搅拌均匀，加盖密封，置保温处。经21日后开封，去渣取汁，贮入干净瓶中。每日早、中、晚随量温饮，勿醉为度。

【功效】乌须黑发，滋阴养血。适用于肝肾亏虚所致的腰酸腿软、头晕目眩、耳鸣失聪、须发早白、月经量少、形瘦神疲、气短之力等症。年老体衰者常服能延年益寿。

【注意】服用期间勿食芜荑、贝母、萝卜及莱菔子。

 枸杞茱萸酒

【原料】枸杞子、山茱萸各90克，白酒500毫升。

【做法】将枸杞子、山茱萸拣去杂质，洗净拍碎，置于干净瓶中，倒入白酒，加盖密封，放置于阴凉干燥处；隔日摇动数下，12日后，取汁即可饮用。每日早晚各饮服10~15毫升。

【功效】养肝明目，滋肾益精。适用于肝肾阴精亏虚所致的腰膝酸软、精液稀少、梦泄遗精、阳痿不举、头晕目眩、两目干涩、迎风流泪、视物模糊、视力减退等症。健康人经常饮用可延年益寿。

【注意】食少泄泻、目赤肿痛者忌服。以晚上睡前饮服为佳。

胡麻仁酒

【原料】胡麻仁150克，白酒1000毫升。

【做法】先将胡麻仁投入水中，掠去浮物，晒干后小火微炒至香，置瓷器内捣为细末；将胡麻仁细末装入瓶中，注入白酒搅匀，加盖密封，放于阴凉干燥处；每日摇动几次，经7日后即可澄清饮用。每日早晚随量饮服，勿醉。

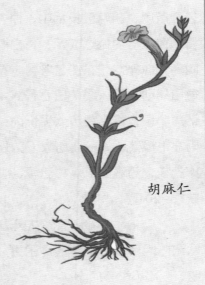

胡麻仁

【功效】益肝肾，补精血。适用于肝肾精血亏虚所致的形体消瘦、面色不华、头晕目眩、须发早白、腰膝酸软、大便秘结等症。

杜仲木瓜酒

【原料】杜仲100克，木瓜60克，白酒1000毫升。

【做法】先将杜仲切碎，装入酒瓶，倒入白酒密封，置阴凉干燥处；每日摇动数下，10日后即可开封，去渣取汁饮用。每日早晚各饮10~15毫升。

【功效】补肝肾，强腰膝。适用于肝肾精血亏虚、阳气不足所致的腰膝酸痛、下肢痿软、肢体麻木酸胀等症。

第一章
第二章
第三章
第四章
第五章
第六章
第七章

 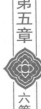

胡麻仁杜仲酒

【原料】胡麻仁、杜仲、怀牛膝各60克，丹参、白石英各30克，白酒2500毫升。

【做法】白石英洗净捣碎，杜仲、牛膝、丹参加工粗碎，共装入绢袋或细纱布袋内，扎紧袋口备用；胡麻仁投水中，掠去浮物，微炒令香，置瓷器内捣烂成泥；将白酒倒入瓷器中，同药泥搅拌均匀，加盖密封，置阴凉干燥处，每日摇动数下，经7日后开封，滤去渣，装入干净小坛；将药袋放入酒坛内，加盖封口，置阴凉干燥处；每日摇动数下，14日后开封，去掉药袋，药酒即成。每日早、中、晚空腹各温饮15~20毫升。

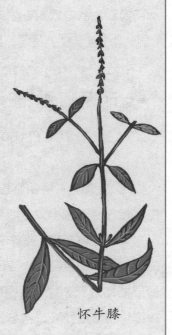

怀牛膝

【功效】温补肝肾，祛风湿，益精血。适用于阳气亏虚、精血不足、寒湿内阻所致的腰背酸冷困重、筋骨痿软、四肢关节屈伸不利、头晕目眩、阳痿不举等症。

【注意】阴虚火旺者忌服。

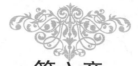

第六章

病由心生，好情绪
有助肝健康

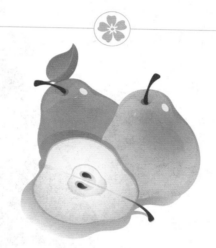

　　"病由心生"，一个人如果不注意调节心理，整天忧愁，势必会损害肝脏的健康，乃至整个身体的健康。因此，要想拥有健康的肝脏，就要保持良好情绪。

心理常识：忧愁过度，肝"伤不起"

不良情绪易伤肝

一位哲人说过："一切对人不利的影响中，最能使人短命夭亡的就要算是不好的情绪和恶劣的心境了，如发愁、颓废、恐惧、贪求、怯懦……"

现代医学已经证实人的心理状态对免疫系统影响很大。不良情绪对肝病的治疗及康复十分不利。如某歌舞团的一位专业编曲，自从患乙肝后就很少与人说话和交往，刚开始住院时，与其他病友也保持距离，大家以为他清高自傲所致。但据探视的同事介绍，这位编曲先生平时很活跃，有说

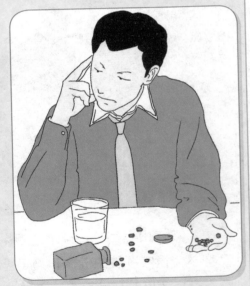

有笑，曲不离口，患病后却像变了个人似的。他还和爱妻提出离婚。最后，妻子带着孩子离他而去，这又加重了他的抑郁，自感孤独无助，觉得"活到了头"。分析其中原因，主要是患者对乙肝这种疾病缺乏了解，被病魔击得"晕头转向"，从而失去信心，整日处于抑郁、苦闷、恐惧与放纵的状态。经过医护人员讲解、开导，这位编曲

先生开始学习一些肝病知识，如今他已出院，恢复正常工作，且肝病没有复发。

某汽车公司职工小张今年33岁，患肝病后忧伤过度，消极悲观，并放纵自己天天饮酒，住进医院也改变不了恶习，经常喝得醉醺醺的，还辱骂医护人员，不遵医嘱，直到病情加重，躺在床上不能动了，这才痛哭流涕，但悔之晚矣。小张放纵自己、忧伤过度导致肝病恶化，终因肝衰竭死亡。正如戏剧大师莎士比亚所云："旷达者长寿，忧伤足以致命。"

因此，肝病患者首先要对疾病有一个正确的认识，保持乐观的心态，积极配合治疗，这样才有利于疾病的康复。

第一章
第二章
第三章
第四章
第五章
第六章
第七章

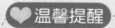 温馨提醒

女人生气易得乳腺癌

怒伤肝，而乳房是肝经的必经之地，经常发怒、生气就会伤害到乳房，进而患上乳腺癌，所以，平时应尽量做到少生气、不生气，学会调节自己的情绪，避免对身体造成伤害。

疗人之"心"重于疗人之疾

好心境是诗，是歌，是画，是激扬生命风帆的动力，是滋润脏腑的琼浆玉液。而坏的心境则是对身心健康的摧残，是早衰折寿的"直通车"。

临床心理学为人们提供了这样的启示：好心境是防病益寿的免疫剂，是战胜疾病的根本。朱德元帅曾有诗云："开心才是胆，破腹任人钻；腹中天地阔，常有渡人船。"一个人有了如此宽广、豁达的心境，遇事就能"拿得起，放得下"，就能驱散忧虑、烦恼、苦闷等萦绕心头的乌云，不会有什么想不开的事，精神自然会轻松而愉

快，疾病则更易康复。

民间曾流传这样一个意味深长的故事。有一对兄弟，弟弟性格开朗，是乙肝病毒携带者，后来因为劳累等原因发病，出现黄疸、厌食、乏力，肝功能也有明显改变，因发病初期用药不当，病情加重。转入正规医院后，通过系统治疗后，病情很快缓解。他不时地听些轻音乐或看些相声、小品等节目，情绪稳定、乐观。住院3个月，出院后又遵医嘱服药，恢复得非常顺利，肝功能也恢复了正常。哥哥性格内向，原来也是乙肝病毒携带者，弟弟住院期间他曾多次探望，他总认为弟弟的今天就是他的明天，忧心忡忡，又不喜言谈。当弟弟病重时，他更是愁容满面。后来，弟弟治愈出院后，他做肝功能检查发现转氨酶轻度升高，他不禁叫苦："狼真的来了!"在战战兢兢中，转氨酶水平不断上升，他如临大敌，言语更少，住院后经过系统治疗有所好转，后因工作繁忙之故出院了。他在归家后病情加重，被诊断为重型肝炎，并一度陷入肝昏迷状态，医院曾两次下达病危通知书，命悬游丝。

由此可见，疗人之"心"重于疗人之疾。肝病患者的心理治疗尤为重要。不解决精神和心理上的压力，纵然用灵丹妙药也难治沉疴。因此，肝病患者必须树立战胜疾病的信心和决心，不乱投医、乱服药，不听信愚昧的言谈，从容面对疾病，积极治疗，肝病亦可更快治愈。

悲伤是怒气的克星

生活中，我们难免会遇到许多不如意，于是就难免生气、发脾气。为了身体健康，我们不应该生气，但是，你我皆凡人，很多时候无法控制自己不生气。那么，在我们发怒时，又该如何化解呢？或许在现代人来看，一段小品，一句幽默，甚至一句逗笑往往能化干戈为玉帛。真的是这样吗？在发怒的时候我们还能转换注意力吗？且不说盛怒时是否有条件转换注意力，即使具备这样的条件，从实际出发，又有几个人会去听什么小品、相声？其实，中医学中有一种"克制怒气"的方法很有效，这就是"悲胜怒疗法"。

中医学认为，怒由肝之精气所生，属木，悲由肺精、肺气所化生，属金，悲胜怒疗法就是利用"金克木"的原理来平息怒气。治疗方法是用悲伤心情和诉说苦衷之情来感动盛怒中的患者，使其从狂怒病态中解脱出来。转换成通俗的说法就是以柔克刚。

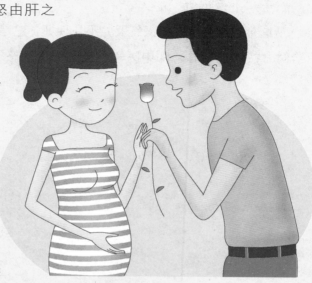

我们再来说生气，从作用的目标对象和相互的关系来看，生气基本的原因有两方面：一是因为做事而生气；二是因为关系不融洽而生气。说到关系，无外乎家国两个方面，除了"君臣"关系之外，老百姓最为重视的就是围绕个人及家庭的各种纷繁复杂的关系，而这些关系中易使人生气的就是夫妻关系。夫妻关系若从狭义的角度去理解的话，真正"顺"的夫妻没有几个。俗话说，舌头跟牙齿还有打架的时候呢。

那么，生气了怎么办呢？从调理身体的角度来说，需要大家调整情绪，疏泄不良情绪。肝主怒，当一个人生气的时候，其身体内部可谓是怒气满胸，这时候肝气非常旺盛。如果这个时候吵架（也可以说是"互动"，因为吵架是一种交流的方式）的一方走了，那么另一方就等于被关上了放气的阀门，这个气就郁滞在体内了，郁久就会化热，很容易就会接着吵。而如果争吵时被气哭了，哭的时

第一章
第二章
第三章
第四章
第五章
第六章
第七章

 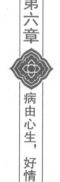

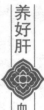

候肺气就旺盛了，肝气就平下去了。很多时候，有什么不顺心的事儿，大哭一场，哭完就没事了。所以，那些尽管脾气很大，生起气来甚至有点吓人的人，无论是男性还是女性，只要他们爱哭，一般都是属于"不爱记仇"的人。

从这个意义上讲，把人气哭并不是使坏，这是一种疗法，有点用言语给对方按摩的意思，即中医学上说的"悲胜怒"。

心理调节：如何排遣忧愁

 ## 乐观的心态有助战胜病魔

现代社会人们的生活节奏越来越快，物质生活越来越丰富，但精神生活却越来越匮乏。这种情况对肝病患者来说是很不好的。所以，我们需要乐观地面对生活，乐观是一种心理上和情绪上的表现方式，是一种积极向上的生活态度。人们都明白，乐观是好的心态，但真正做到的人却不多。

要想肝病早日康复，就要摆脱消极的生活态度。因为，生活态度直接影响心情，而心情又直接影响肝脏的健康。所以，我们要用"乐"来养肝，就是要让肝病患者保有乐观积极的生活态度，具备自我调节情绪的能力，拥有"乐"的心态，以减轻肝脏的负担。

 ## 静心养肝效果好

自古只要一说到修身养性，就会提到"静"。平心静气对任何疾

第一章
第二章
第三章
第四章
第五章
第六章
第七章

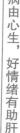
第六章 病由心生，好情绪有助肝健康

病的康复都是有帮助的。

　　现代社会，快节奏的生活导致了人们情绪的反复无常，从而提高了肝脏疾病的发生概率。"肝火上升，气大伤肝"，这都说明了肝脏疾病的发生和人的情绪是分不开的。

　　而"静"就是改变这一现状的好方法。心情平静，就不会导致肝火上升了。肝病患者可以打坐以平静心情，静坐时闭目沉思，倾听自己的声音，就会变得无欲无求了，可以凝视某一事物或观看大千世界，就会心胸开阔。患者心情不好时，可以吃自己喜欢的食物，达到分散注意力的目的；也可以聆听来自大自然的声音；又或者一个人到风景秀丽的地方放松心情。只要做到平心静气，都会有利于肝脏疾病的治疗和康复。

阅读有助于养肝

　　阅读是一件让人受益颇多的事情，不仅能增加知识量，还能怡情养性。现代医学研究表明，阅读对肝病的康复也有很大的帮助。

　　所谓阅读，就是高声朗读或小声阅读一些对身心有益的书籍，从而达到调节心情、预防疾病的目的。

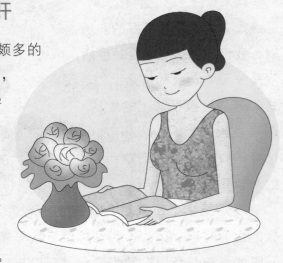

　　肝病患者可以养成晨读的习惯。早上起床后，大声地朗读一些诗词歌赋，这样可以使患者的情绪高昂，保证一天的工作充满能量、充满干劲。阅读和默读一些刊物，可以使患者了解更多的事物，分散注意力，使心情愉悦，对工作和生活充满希望。

　　对情绪不稳定的患者来说，阅读不仅能缓解自己的情绪，而且不会影响身边的人。当进入书的世界时，也就会忘记自身的烦恼了。

寄情书画利于养肝

书画对中国人来说一点都不陌生，中国是书画大国，书画艺术经久不衰。但大家都仅知道寄情书画是艺术活动，却不知道，寄情书画也是一种养肝之道。

写字作画要求作者凝神静气，专心致志，使心情平和。这就正好减轻了肝脏的负担，与养肝的要求不谋而合。写字作画者需要具有敏锐的洞察力，观察细致入微时就可以达到忘我的境界，此时肝也处于平和的状态。绘画和书法，都要求作者有毅力和耐力。具有平常心的人才更容易做到。作品完成后，欣赏自己的作品，也是一种精神享受，有助于调节情绪，使肝脏受益。

喜爱书画的中老年朋友，可以自己制作一个大毛笔，然后拿着去公园的水泥地板上练习书法，这样不仅可以培养生活情趣，而且对身体健康有很好的帮助。

花香能辅助治疗肝病

鲜花能带给人好心情，而花的香气更是让人心旷神怡。这些都对肝病的治疗有辅助作用。

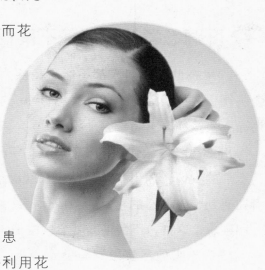

其实，人类的嗅觉对散播在空气中的花香是很敏锐的。有研究表明，不同的花香能刺激大脑，使其兴奋。花香疗法是针对不同患者的需求，采摘不同的花卉利用花

第一章
第二章
第三章
第四章
第五章
第六章
第七章

香对患者进行感官、心理、精神等方面的治疗。肝病患者也可以根据自己的需求，在家里养上花卉，这样不仅可以修身养性，而且可以净化空气，对肝病的康复大有裨益。肝病患者也可以经常去公园、花园散散步，这也是一个很不错的选择。

 ## 音乐有助于防治肝病

音乐对人类来说是一种精神享受，是我们生活中不可或缺的一部分。音乐能影响人的精神与行为，经过漫长的实践，现代医学也认可了这一说法。

治疗肝病可以选择音乐疗法。根据患者不同的情绪选择不同的音乐对其进行心理、精神上的调节。如果患者出现悲伤、痛苦的情绪，可选用一些节奏轻快欢乐的歌曲；如果患者情绪紧张，可选用安神、轻柔、音律波动不大的歌曲，其中以民族歌曲较合适。也就是说根据患者的情绪，选用与之情绪相反的歌曲进行治疗。慢性肝病患者可以在工作和生活中都与音乐相伴，以音乐做辅助治疗，放松心情，陶冶情操。

 ## 肝病患者如何消除不良情绪

人生在世，任何人都不能避免疾病的侵袭。这时人的心理往往会失衡、抑郁，若长此下去，对疾病的康复更是不利。因此，学会消除不良情绪十分重要。

肝病患者应做到性格开朗，笑口常开。从长远的角度看，拥有坦荡宽广的胸怀，遇事不斤斤计较，就能帮助克服烦闷的心理。肝病患者在遇到十分恼怒的事情时，应保持冷静，深呼吸，放松心情，摒除一切杂念，这样，不良情绪就会慢慢消失。

肝病患者应尽量做到与世无争，对身外之物看淡，不为名利、金钱所困扰。培养自己的兴趣爱好，丰富自己的精神生活。

关注中老年肝病患者的心理变化

中年肝病患者是心理负担较重的一个群体，他们的心理变化较快。因此，应及时消除他们的心理负担和关注他们的心理变化。这样才对肝病的治疗有利。

中年人群是压力比较大的一个群体，一旦患病就会直接影响家庭的经济问题，增加自身压力，对疾病的康复十分不利。

对于老年肝病患者而言，他们很不愿意承认自己的衰老，会在心理上产生孤独感，甚至有的老年患者会像小孩子一样，遇到不顺心的事情就会哭泣。所以，家属照顾老年患者时一定要有耐心，让他感觉到温暖。另外，老年患者思想相对保守，长期养成的生活习惯不易改变。因此，老年患者更需要家属的照顾和关爱。

急性肝炎患者的心理支持

急性肝炎患者大都会因自己的病情而惶恐不安，希望能得到及时、有效的治疗，在心理上处于一种高度紧张的状态。因此，一定要及时进行心理疏导，否则很容易使病情加重，造成严重后果。要帮助患者缓解紧张的情绪，保持良好的心态。

要缓解急性肝病患者的紧张状态，就要有针对性地做好护理工作，这个十分重要。由于患者经常表现出诸如恐惧等情绪，因此要增加患者的安全感，减轻患者精神上的痛苦，根据其自身的具体情况做好心理疏导工作，要对患者给予肯定和鼓励，避免消极暗示。

大多数急性肝炎患者都具有一定的传染性，所以大都会被隔离。但是，由于肝病患者对疾病认识不足，想问题容易走极端，若家中成员过度忌讳，就自然加重了患者的孤独感。因此，对急性肝病患者的心理支持是十分必要的。

第一章
第二章
第三章
第四章
第五章
第六章
第七章

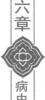

第六章

病由心生，好情绪有助肝健康

重症肝炎患者的心理支持

重症肝病患者，顾名思义，就是病情危重，治疗的难度也是非常的大。因此，患者难免会产生消极悲观，甚至绝望等不良情绪。还有部分重症肝炎患者表现为忌讳承认自己的病情或得知病情很严重后恼怒，并拒绝治疗，甚至敌视周围的人。在愤怒过后，心情会慢慢转为悲伤，闷头不语，把自己封闭起来，不愿多说话，不与人交流。大多数患者在这个时候通常会产生害怕孤单的矛盾心理。

这个时候，家属的安慰是对患者有力的帮助。家属要想办法帮助他们缓解悲伤，解除痛苦，要理解患者的心情，不予计较其言行，宽容对待。另外，家属要保持积极乐观的态度，不要在患者面前表现出过多的悲伤。尽量满足患者的需求，给予患者更多的关爱和温暖。尽可能地消除其恐惧、绝望等负面情绪，帮助患者树立战胜病魔的信心。

第七章

细节决定健康，生活中的养肝学问

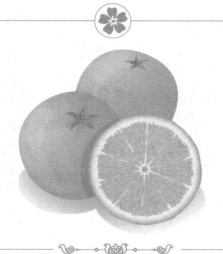

　　要想保证肝脏的健康，就得注意日常生活中的点点滴滴，因为一个看似不起眼的细节就有可能损害肝脏健康。养肝重要的是要提高防患意识，懂得生活中常用的养肝小常识是非常有必要的。

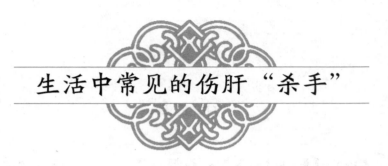

生活中常见的伤肝"杀手"

早上起床后不及时排尿

　　早上起床后不及时排尿，这在生活中是很常见的，也是每个人都会经历的。但是，你可能不知道这种行为不仅对膀胱有害，而且会对肝脏造成伤害。

　　因为体内的毒素都是经过肝脏解毒后，通过排汗、排便、排尿的方式被排出体外。早上起床后，憋在膀胱里的尿液累积了一整夜的毒素，准备排出体外，若不及时排尿，肝脏就会对这些尿液进行二次解毒，从而加重了肝脏的负担。长此以往，我们的肝脏就会因为每天的不及时排尿而被损伤。

　　所以，早上起床后要及时排尿，这样就可以将体内累积的毒素及时排出体外，避免毒素的堆积，从而使肝脏无后顾之忧。

服用药物太多

　　医学研究表明，长期服用止痛药等药物会增加肝脏的负担，导致肝脏损伤。有多种药物及其代谢产物容易引起肝脏损害，导致药物性肝病，简称药肝。

　　易导致药肝的药物包括抗生素、抗肿瘤药、抗精神病药、抗抑郁药、解热镇痛药、抗癫痫药、镇静药、降糖药和心血管药等。

究竟什么是药物性肝病呢？

据专家介绍，这种肝病是指由于药物或其代谢产物引起的肝损害。药物性肝病是引起肝功能异常的常见原因，但它不具有传染性，通过停药、休息和保肝治疗后，一般很快可以痊愈。

我们服用的各种药物，一般都由肠道吸收后，经门静脉到达肝脏。肝脏是药物浓集、转化、代谢的主要器官，尤其是口服药物，多由胃肠吸收后进入肝脏，在肝内的浓度较血液及其他器官的高。由于药物及其代谢产物的毒性作用或机体对药物产生过敏反应，对肝脏造成损害。药物易对肝脏有危害，肝脏疾病患者尤其应注意这点。肝脏是人体的解毒器官，不管吃药，还是平时吃的任何食物都是要经过肝脏代谢的。进入体内的有害物质、残余农药、药物等经肝脏处理后活性和毒性降低，或者将其降解为水溶性产物最后排出体外，这就是它的解毒作用。需要注意的是，有些药物经肝脏生物代谢后毒性反而增强，对人体产生危害，所以服药前最好仔细阅读说明书，或者咨询医生。

预防药肝，就要在生病时尽量少用药物，尤其是毒性和不良反应较大的药物，尽量减少同时使用药物的种类，如果药品说明书已经说明肝毒性比较大，服用时就要注意有无肝区疼痛不适、食欲不振、腹胀、尿黄等情况，如果有这些症状，就要停用可疑的药物或改换其他的药物，同时可以检查肝功能，吃一些护肝片或维生素等保护肝脏。饮食清淡一些，不要饮酒，对保护肝脏都有好处。

第一章
第二章
第三章
第四章
第五章
第六章
第七章

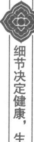

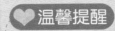温馨提醒

　　切忌不遵医嘱长时间乱服药物，这样做对肝脏的影响非常大。身体不适应到医院检查后遵医嘱服药，长时间服药更应定期复查。

经常暴饮暴食

　　俗话说"民以食为天"，如今人们的生活好了，不再为温饱发愁了，但是为了我们的健康着想，好吃的食物再多，也不宜暴饮暴食。

　　暴饮暴食对肝脏的伤害较大，因为肝脏是人体最大的消化器官，也是人体排毒解毒的器官，肝脏是身体最大的"化工厂"，肝脏好，我们的身体才健康，一旦肝脏出现问题，我们的身体也会出现健康危机。

　　暴饮暴食会给肝脏增加负担，同时会增加肝脏排毒解毒的工作量，还会增加胆囊的负担，这一切都会使肝脏不堪重负，当肝脏无法完成这些繁重的"任务"的时候，肝脏就会被伤害。所以，千万不要为了满足自己的口欲而暴饮暴食，从而伤害肝脏。

　　肝病患者更不能暴饮暴食。肝病患者暴饮暴食容易诱发早期肝硬化。对于既患有乙肝又患有便秘的患者，若粪便在肠道内停留的时间过长，会使粪便中的有害物质被肠道吸收。肝病患者的肝脏解毒能力受损，不能完全处理这些毒物，这样肝脏就会逐渐向肝硬化的方向发展。过剩的毒物还可通过血脑屏障，损害中枢神经系统，当肝功能不良时，便成为促发肝性昏迷的重要因素之一。肝病患者暴饮暴食还会导致消化系统疾病，严重的可出现急性肠胃炎、腹胀甚至胃出血等。暴饮暴食除了伤害肝脏以外，还有导致肥胖、脂肪肝以及使记忆力下降、思维迟钝、应激能力减弱、注意力不集中等众多坏处。

因此，养护肝脏在饮食上要有所量化与规律化，饮食以八分饱为宜，尤其是晚餐不宜过饱，宜清淡，多吃新鲜蔬菜、水果。食物要富含优质蛋白，随着病情的好转，可以逐步增加蛋白质的摄入，少吃油腻煎炸等高脂肪食物以及辛辣食品。

加工食物摄入过多

速食食品、清凉饮料、合成调味料、巧克力、糖果等，这些令我们不由自主地想要摄取的食品，真是不胜枚举，想要完全不吃这些食物，似乎难以办到。因此，不论是否喜欢，我们都躲不开加工食品所带来的影响。可是，这些加工食品有损人体的健康，会加速人体的老化。

研究表示，很多加工食物添加了多种防腐剂、色素、人工甜味剂。这些添加成分含有多种人体较难分解的化学物质，进入人体后会增加肝脏的负担，损伤肝脏。

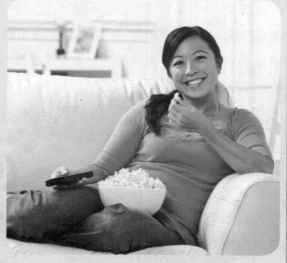

加工食品中含磷较多，如果持续摄取这类食品，会产生磷摄取过剩的问题。虽说磷是形成骨骼或牙齿不可或缺的矿物质，但摄取过多，便会结成不溶于水的磷酸钙被排出体外，破坏钙质的平衡，如此一来，损害骨骼及牙齿的健康。这样必然会造成骨骼的疏松，导致孩子容易发生骨折，成年人发生骨骼弯曲的现象。

另外，加工食品的营养价值低于天然食品，这也是不容否认的事实。例如，土豆原本是维生素 C 的重要补给源，然而经过油炸的

第一章
第二章
第三章
第四章
第五章
第六章
第七章

第七章 细节决定健康，生活中的养肝学问

土豆，维生素C几乎被破坏无遗。通常水煮过的土豆的脂肪含量只有1％，但是炸过的土豆的脂肪含量高达40％。除了土豆之外，其他的加工食品都会使维生素含量下降，脂肪含量激增，然而，体内积存大量的脂肪，会造成肥胖，甚至出现脂肪肝。

的确，加工食品能减少烹调上的许多麻烦，对主妇而言，是极为便利的"魔杖"，使主妇不必花太多时间去准备材料，也不必浪费很多工夫去料理食品。换言之，可以在短时间内将当日的食物轻易地摆上桌。然而，这种饮食习惯会从根本上损伤肝脏，损害人体健康。

🪭 食用不熟或烧焦的食物

年轻人都偏爱烧烤，其实这样的美味里也隐藏着"健康杀手"。不熟的食物或者烹饪过头的烧焦食物（特别是肉食）也容易导致肝脏受损，具体是什么原因呢？我们来看一下。

研究发现，虾、生蚝和半生不熟的贝类常带有细菌和寄生虫，吃下这些食物时，食物中的细菌、寄生虫就会进入到人们的体内，使人们发生急性胃肠炎、痢疾，而寄生虫甚至会寄生于肝脏中，容易导致肝病恶化，甚至诱发肝昏迷。

另外，烤肉含有的杂环胺、多环芳烃均对人体有害。肉类在烧烤或烟熏时，其中的油脂会掉进火里，产生另一种致癌物质——苯并芘，这种物质正是危害人体健康的"杀手"，它在烧烤时会附在烤肉表面，人在不知不觉中将其吃进肚里，使患癌概率大增。由此可知，凡是烤鱼、烤肉、烤鹅、烤鸡，甚至熏过的香肠、火腿，都含有大量苯并芘。这些毒素进入人体后，无疑会对肝脏造成负担。

所以，人们应该注意，为了身体的健康，远离不熟或烧焦的食物吧。

吸烟伤肺更伤肝

吸烟有害健康，是每个人都知道的事，大部分人都认为吸烟只伤肺，其实不然，吸烟也会伤肝。

首先，肝脏是人体主要的解毒器官，对来自体内外的各种毒物以及体内的某些代谢产物具有生物转化功能。通过新陈代谢将它们彻底分解或以原形排出体外，这种作用也被称作"解毒功能"。烟草、烟雾含有的尼古丁等有害物质进入人体后，肝脏就需要对这些物质进行代谢，这样就加重了肝脏的负担，也会影响肝脏的脂质代谢，使血中的脂肪成分增加。

其次，烟草中的自由基进入人体过多，超过人体的清除能力时，可导致肝内组织氧化—抗氧化系统失衡，使细胞膜发生脂质过氧化，引起组织损伤、坏死，甚至纤维化、癌变。

最后，最近法国科学家研究发现，肝炎患者的炎症活动度随每日吸烟量的增加而增加。尼古丁等物质可以激活细胞因子及纤维形成的中间产物，诱发一连串潜在的组织纤维化的病原反应，包括全身炎症、过氧化反应等，加快肝纤维化进程。这与肝癌的发生也有关系。对患有肝脏疾病的人来说，烟草、烟雾中的有害物质会阻碍肝脏功能的恢复。人体大量吸入烟草中的尼古丁后，血液的黏稠度增加，导致血管痉挛，使肝脏的供血、供氧不足。吸入的一氧化碳会阻碍血红蛋白与氧的结合，也可使肝脏的供血、供氧不足，从而不利于肝脏疾病的康复。

所以，吸烟必伤肝。吸烟使原本患有肝脏疾病的人进一步损

第一章
第二章
第三章
第四章
第五章
第六章
第七章

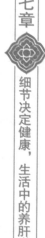

害肝脏，对原来健康的人群也会引起肝脏的损伤，诱发肝脏疾病的发生。

体重超标小心脂肪肝

医学研究证明，肝内脂肪的堆积与体重成正比，肥胖的人半数可有轻度脂肪肝，重度肥胖者其脂肪肝发病率可达61％～80％。肥胖者患肝癌的概率是正常体重者的2～4倍。可见控制体重能降低患脂肪肝的风险，从而降低了患肝癌的风险。因此，肥胖的人一定要小心注意控制体重。

体重超标的人群，饮食习惯一般都不太健康，摄入的油腻、高脂肪食物较多，因此患上脂肪肝的概率就会比其他人高。但肥胖人群只要规律生活，健康饮食，还是可以避免脂肪肝的发生的。建议肥胖者从调整饮食和作息入手，保证健康、规律的作息和饮食。

肥胖性脂肪肝的预防和治疗关键在于有效控制体重，大多数轻度脂肪肝在去除致病因素后即可获得好转。适当增加运动量，特别是有氧运动，可促进体内脂肪的消耗，比如每天快走或慢跑半小时以上，打羽毛球、骑车、游泳等。另外，肥胖的脂肪肝患者应从节制饮食着手，可多吃豆类，少吃红肉和含有动物脂肪的食物，尤其不要吃动物内脏。避免过快、过饱的饮食习惯可减轻肝脏负担，有利于脂类代谢；规律饮食；做到少喝含糖饮料，不喝酒；水果并非多多益善，不妨用黄瓜、番茄等蔬菜代替水果，并最好在餐前或两餐之间食用，尽量食用体积中等、甜度不高的水果，如苹果。

常吃冰激凌很伤肝

夏天到了，商店里会有琳琅满目的冰激凌，既好看又好吃。对美食没有抵抗力的人，尤其是少男少女们便开始欲罢不能了。当你吃着美味的冰激凌时，肯定没想到，你的肝脏正在受这些美食的毒害。

据有关部门调查，大部分的冰激凌均含有食品添加剂，其中包括大量的卡拉胶。卡拉胶又称鹿角菜胶、角叉菜胶，是从某些红藻类海草中提炼出来的，目前果冻、冰激凌等食物中多用卡拉胶，使这些食物更黏稠、更有型。厂家为了让冰激凌保持好看的造型，都会大量使用卡拉胶。除了卡拉胶之外，还要放乳化剂和香精。吃了这种含有乳化剂、香精的冰激凌，会让人有口干舌燥的感觉，吃多了对人体有一定的危害，影响肝脏的功能。

吃太多零食

现代人都喜欢吃零食，特别是女人和小孩子。糕点、糖果等都让人欲罢不能。殊不知，香甜可口的零食有可能是肝脏的杀手，经常食用就会伤肝。

食用酥脆可口的炒货、饼干等烘烤食物会让人感觉口干舌燥，加重体内津液的消耗，助火生热。而肝如果失去津液的滋养，很容易导致肝火旺盛，让人出现咽喉肿痛、口干口苦、眼睛红肿等情况，这对养肝也很不利。食用太多甜食就会伤及脾胃，影响食欲，还会影响气血的生化，从而不利养肝。我们知道，甘入脾，所以少

第一章
第二章
第三章
第四章
第五章
第六章
第七章

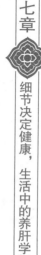

量吃甜食能够滋润脾胃，促进消化，有利于气血的生化，但过食就会变成"甜蜜的陷阱"。而且食用太多甜食还容易造成体内脂肪含量增加，增加患脂肪肝的风险。方便面、罐头、香肠等食物对肝脏来说，更是一个大麻烦。虽然这些食物吃起来方便，却含有很多对人体不利的成分，这对肝脏来说是个很大的负担。因为肝脏是身体代谢的中心，这些食物的解毒都需要肝脏的参与。如果长期食用这些食物，会让肝脏不堪重负。

中医学认为，肝为阳脏，体阴而用阳，其气主升主动，很容易出现燥热、亢奋的状态，需要肝血的柔润来克制肝的刚强之性。所以，在调理肝脏时我们需要养护肝血，以疏肝理气。而大量食用零食会大量消耗阴血，加重身体的燥热，从而对养护肝脏不利。肝功能失调，就会使疏泄功能失调，本来该排出身体的毒素滞留体内，人就会出现各种不适。

为了健康，一定要节制饮食。节制饮食要尽量远离一切让肝脏受损的食物，尽量少吃零食。时令的蔬菜水果不但价格便宜，更是肝脏的好朋友。青色入肝，所以天然的绿色蔬菜就是良好的养肝食物。每顿饭吃上一盘炒青菜或凉拌青菜，有利于肝脏的保养。而大鱼大肉、辛辣厚味则要少吃，这样才能减轻肝脏的负担，有利于身体的健康。

吃发霉的食物

生活中我们经常会见到这样的情景，一个苹果坏了一部分，整个丢掉又觉得可惜，所以就把这烂掉的部分切掉，剩下的部分还是继续吃。相信不少人都会这样做，特别是节俭的老年人。

虽然这样做没有浪费那半个苹果，却损害了人体的健康。你知道吗？一旦食物开始腐烂、霉变，还没有完全变质的那部分也已经产生了大量肉眼看不到的细菌和毒素。食用这些食物，我们很可能会出现急性中毒症状，如呕吐、发热、腹痛、厌食等不适，这些不适一般会持续3～5天，甚至会在很长一段时间里出现中毒性肝病表现，如黄疸、肝区疼痛、肝脏肿大、脾大、下肢水肿及肝功能异常，还可能出现心脏扩大、肺水肿、昏迷甚至痉挛等症状。

因此，倘若发现食物出现变质、霉变，就应赶紧把它们扔掉。因为食物发霉后，微生物代谢会产生强致癌物质——黄曲霉毒素，这是一种毒性极强的物质，进入人体后主要破坏人体的肝脏组织。作为人体的排毒器官，肝脏负责将体内有毒物质分解转化，当毒素过多，肝脏无法全部分解的时候，就会留在肝脏中。肝脏中堆积太多的有毒物质势必会伤害肝细胞。

所以，在生活中我们一定要注意食物的保鲜，发霉的食物绝对不要食用，尤其是花生、玉米、瓜子、核桃等。即使是不小心吃到变质的坚果，也要马上吐掉并认真漱口。因为黄曲霉毒素在人体内是可以蓄积的，千万不要嫌麻烦而不漱口。

对于已经发霉的食物，我们也要区别对待，对轻度发霉的食物可以采取一些去毒措施。

如放久了的植物油可能会产生少量的黄曲霉毒素，不要生吃，可以等油热后加点盐，因为盐中的碘化物可以去除黄曲霉毒素的部分毒性。

如果发现家中的粳米有了轻微的霉味，那么在蒸煮前一定要充分揉搓，淘洗干净，因为黄曲霉毒素多存在于籽粒的表面，搓洗可以去除粮食表面的大量毒素。另外，用高压锅煮饭也比较适合去除这部分毒素。

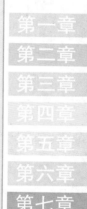
第一章
第二章
第三章
第四章
第五章
第六章
第七章

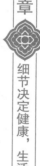

在生活中我们要多加注意，一定不吃霉变的食物，这样才能避免黄曲霉毒素对人体的伤害，才能降低患肝癌的风险。

♥温馨提醒

一项研究成果显示，青菜如菠菜、西蓝花、卷心菜等富含的叶绿素能有效降低黄曲霉毒素的毒性，并减少人体对黄曲霉毒素的吸收。

频繁染发

平时去理发店，许多人会这么想，染个发吧，那么多漂亮的颜色。其实染发能使人变漂亮、时尚，却容易伤害到我们的肝脏。

染发剂分为暂时性染发剂、半永久性染发剂、永久性染发剂。暂时性染发剂是一种只需要用洗发香波洗涤一次就可除去的在头发上着色的染发剂。半永久性染发剂一般是指能耐6~12次洗发香波洗涤才褪色的染发剂。永久性染发剂使用的染料大分子是在头发纤维内通过染料中间体和耦合剂小分子反应生成，不容易通过毛发纤维的孔径被冲洗除去。

目前，市场上销售的染发剂大多是从天然植物中提取的，这些染发剂毒性相对较小，过敏的发生率也较低，但是染发的颜色较浅，维持的时间较短。化学染发剂中含有对苯二胺，效果虽然相对较好，但是容易引起过敏，并且长期使用对肝脏有危害。

因此，在选购染发剂时，消费者要注意权衡利弊。另外，使用染发剂的次数不宜过多，应该尽量减少使用的次数或延长使用的间隔时间，这样也可减少皮肤炎症的发生。而实验证明，长期使用染发剂可引起皮肤过敏反应，如接触部位的皮肤发痒，出现红斑、丘疹，甚至水疱、红肿、胀痛、渗液等症状。皮肤有外伤或患有皮肤性疾病者，则更易吸收化学物质，而导致慢性蓄积中毒，孕妇甚至有可能导致胎儿畸形。

纸币上的乙肝表面抗原

乙肝表面抗原（HBsAg）即乙肝病毒的外壳蛋白。由于在大多数情况下它并不含有病毒颗粒，因此，当在血清中测到阳性结果时，并不能反映病毒有无复制、复制程度以及传染性强弱、预后等问题。HBsAg阳性一般意味着乙肝病毒的感染。如果肝功能及其他HBV感染指标均正常，仅HBsAg阳性，且无症状及体征的话，则可能为乙肝病毒携带者，我国健康携带者的人数超过1亿。其中，大部分可持续携带乙肝病毒数年、数十年，甚至终生携带而无临床症状；小部分人可发展为急性或慢性乙型肝炎，甚至发展为肝硬化、肝癌。

HBsAg不仅存在于血液中，而且存在于许多体液和分泌物中，如唾液、尿液、乳汁、精液等。现代研究发现，乙肝病毒携带者的生活用品中也能检测出HBsAg，例如牙刷、茶具等。所以，我们平时要注意，尽量要少接触乙肝病毒携带者的用具。其中尤为应该注意的是纸币，因为纸币在流通过程中被无数人接触过，被乙肝病毒携带者接触过的概率也是很大的。

据调查，10%的纸币上携带有HBsAg，人们在市场交易、商场购物清点纸币时，可将手上的HBsAg（特别是手汗多的乙肝病毒携带者）沾染到纸币上。有人在点钱时还常常先把手放进口中蘸唾液后再点钱，而唾液中的HBsAg就可能沾染到纸币上。所以，人们很有可

第一章
第二章
第三章
第四章
第五章
第六章
第七章

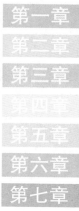

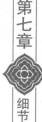

能因为接触纸币而感染乙肝病毒（HBV）。为预防由纸币传播乙肝病毒，接触纸币后要彻底洗手，最好用流水洗。

输血有感染肝炎的风险

谈起输血患肝炎这个话题，经常关注或从事相关职业的人都会对一个名词并不陌生，那就是输血后肝炎。输血后肝炎，是医学术语。因输注含肝炎病毒的血液或血液制品而使受血者发生的肝炎，或虽无肝炎的临床症状及体征，但有阳性血清学标志者，称为输血后肝炎。

我国是病毒性肝炎的高发区，输血后肝炎已成为现代输血领域的一个突出问题。一般认为输血后可引起乙型肝炎、丙型肝炎及庚型肝炎。据报道，我国输血后肝炎以乙型肝炎为主，这与我国人群中乙肝病毒携带者较多，且不少地区检测乙型肝炎的方法不够灵敏有关。近年来丙型肝炎发生率有上升趋势。国外（美国、日本、西欧）输血后肝炎则以丙型肝炎为主，可占90%左右。

我国人群中乙肝病毒携带者高达9%，约有1亿人。供血者虽经严格筛选，但受血者输血后发生乙肝的仍有0.3%~1.7%，占输血后肝炎总患者数的7%~17%，原因是供血者处于潜伏期或是血液中病毒水平很低。

据统计，过去10余年中，经输血感染丙型肝炎的发生率为18%，约有25%发展为急性黄疸型肝炎，近半数发展为慢性肝炎，常导致慢性活动性肝炎、肝硬化及肝癌。目前临床上常用于检测丙肝病毒的方法为酶链免疫吸附法（ELISA），特异性低，且该病存在2~26周的潜伏期，因此，尽管目前对其检查十分严格，仍约有15%的供血者感染丙肝而不能被发现，使受血者存在感染丙肝的风险。90%丙肝感染者是由于输血感染的。

资料表明，受血次数越多，肝炎病毒感染率越高；输血后肝炎中两种或两种以上肝炎病毒可重叠、合并感染。

沐浴液有损婴儿肝脏

孩子是家庭中备受关爱的一员，家长恨不得把所有好的东西都给宝宝。很多商家利用家长的这种心理，大肆推出婴幼儿洗发香波、沐浴液、爽身粉等护理用品，而不明就里的家长出于对宝宝的关爱纷纷购买，却不知道这些护理用品中，普遍含有邻苯二甲酸盐等添加剂，婴幼儿过多接触这些添加剂，可能危害健康。

邻苯二甲酸盐也叫邻苯二甲酸酯，是一种增塑添加剂，用于增强颜色和柔韧度，保持产品香味，广泛用于生产婴幼儿洗浴用品、奶瓶、磨牙器、柔性婴幼书籍和其他儿童玩具。科学家认为，邻苯二甲酸盐可能影响婴幼儿激素分泌，引发激素失调，可能导致儿童性早熟，对生殖系统造成影响，并引发其他健康问题。如果邻苯二甲酸盐的溶出量超过安全水平，将可能危害儿童肝脏和肾脏。

婴儿肝脏结缔组织发育不完善，肝细胞再生能力强，易受各种不利因素的影响，如缺氧、感染、药物中毒等均可使肝细胞发生肿胀、脂肪浸润、变性坏死、纤维增生而肿大，从而影响其正常生理功能。婴儿肝脏中酶活性较低，葡萄糖醛酸转换酶的活性不足，是新生儿发生生理性黄疸的重要原因之一。酶活性不足时，肝脏的解毒能力也较差，邻苯二甲酸盐的剂量稍大即可引起严重的毒性反应。

所以，家长们一定要谨记，别让你的爱对孩子的健康造成伤害。小孩子洗澡，使用清水是较好的选择。

第一章
第二章
第三章
第四章
第五章
第六章
第七章

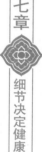

沐浴液

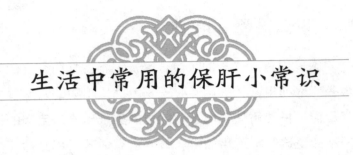

生活中常用的保肝小常识

 ## 适度流泪可排毒养肝

通常情况下，爱哭泣的一般都是女人和小孩，很少见过哪一个大男人哭得稀里哗啦。因为在我们的传统观念里，哭泣经常被认为是软弱的表现，或者是灾难后的表现，更有"男儿有泪不轻弹"这样的说法。但实际上，研究发现，适度流泪有利于健康。适当的哭泣有利于排毒养肝。

医学研究认为，女子普遍比男子长寿的原因，除了在心理、激素、生理、职业等方面占有优势外，善于哭泣也是一个重要原因。通常人们哭泣后，情绪压力会下降40%，反之，若不能利用眼泪把情绪压力消除，则会损害身体健康。医学专家证实，流出的眼泪里含有大量对健康不利的有害物质。因此，有人认为，强忍着眼泪就等于慢性"自杀"。

不过，哭不宜超过15分钟。压抑的心情得到发泄、缓解后就不宜再哭，否则对身体反而有害。因为人的胃肠机能对情绪极为敏感，忧愁悲伤或哭泣时间过长，会使胃的蠕动减慢，胃液分泌减少，会影响食欲，甚至引起各种胃部疾病。

因此，我们要适当流流眼泪，很少流泪的人不妨每月借助感人的连续剧或切洋葱来让泪腺"运动"。哭泣是人类的天然权利，高兴的时候可以哭，感动的时候也可以哭，生气的时候可以哭，烦恼的时候也可以哭。

饭后闭目养神给肝脏解压

中医学认为，夫精者，生之本也。闭目养神就是要养五脏六腑的精气。闭目养神会使养肝护肝收到意想不到的效果，在合适的时候闭目养神，能为肝脏提供更多的血液，为肝细胞提供充足的氧气和营养成分，给肝脏解压，无疑对肝脏有好处。因此，一定要养成闭目养神的好习惯。闭目养神是调养精神简单有效的方法。

闭目养神时要注意做到全身放松，顺其自然，这样才能使全身经络疏通，气血流畅。饭后闭目静坐20分钟，能使血液更多地流向肝脏，供给肝细胞氧气和营养成分。患有肝病的人，饭后更应该闭目养神。饭后，体内的血液都集中到消化道内，参与食物的消化吸收，如果此时行走、运动，就会有很大一部分血液流向四肢，肝脏则会出现供血不足的情况，影响其正常的功能。

排便通畅为肝脏减负

随着现代人饮食结构的变化，很多人都有便秘的情况，这种情况并不少见。其实，便秘的危害是绝对不可轻视的，它会对人体以及肝脏造成不可估量的伤害。

也许有人会不以为然，小小的便秘能有多大的危害呢？大便如果长时间在大肠里停留，就会使氨的产生增多。而肝脏的任务是将这些有害物质清除。一旦肝功能低下，无法被彻底清除的氨可能循环到身体各部，从而引发疾病。平时应保证饮食中有较多的膳食纤维，并增加运动量，以解决便秘问题。

导致便秘的原因有很多，可涉及生活的方方面面，在中医看来，

第一章
第二章
第三章
第四章
第五章
第六章
第七章

便秘主要由燥热内结、气机郁滞、津液不足和脾肾虚寒引起。

治疗便秘，适当的运动是必不可少的，尤其是要注重腹肌的锻炼，以增强腹部力量，促进肠蠕动，提高排便能力。便秘的人要及时调整饮食结构，少吃强烈刺激性助热食物，多吃富含膳食纤维的食物，要养成少量多次的饮水习惯。

💙 温馨提醒

通便排毒宜常吃粗粮和富含膳食纤维的蔬菜、水果。膳食纤维是清肠通便剂，它在肠道内对水分和毒素兼收并蓄，且促进排便。有助排便的蔬菜有大白菜、空心菜、土豆、菠菜、茼蒿、苋菜、山芋、南瓜、竹笋等。

🪭 每天泡脚可养肝

中医学认为，足厥阴肝经起于足部，泡脚对肝经有明显的刺激作用。民间也有"热水洗脚，胜吃补药"的说法。的确，用热水泡脚具有调整脏腑功能、增强体质的作用。

忙碌了一天，晚上身体会较为疲惫，肝肾急需休息和调养，膝盖以下到足底，有许多肝经上的穴位，如果经常用温水泡脚，并按摩这些穴位，便可以促进肝血流通。当用温水泡脚时，水的热量可以通过脚底进入人体，双脚血管扩张，人体血液循环加快，肝脏功能也可增

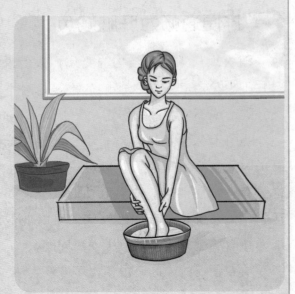

强。手掌、耳郭也有肝脏的反射区，泡脚的同时捏一捏、揉一揉手掌和耳郭，都将起到调理肝脏的作用。另外，在泡脚的时候，按摩肝脏反射区也可以有效改善肝功能。

泡脚也是有很多讲究的。一般来说，泡脚的水不能太凉，也不宜过热，以40℃左右为宜。水温过低起不到养肝的效果，还有可能导致感冒。而水温过高则不仅容易破坏足部皮肤表面的皮脂膜，使角质层皲裂、干燥，而且可能使足部血管过度扩张，血液更多地流向下肢，而使大脑等器官供血不足。体质虚弱的人还可能因脑部供血不足而头晕，甚至晕厥。

泡脚的最佳时间是每晚19~21时。因为此时肾经气血比较衰弱，在此时泡脚，身体热量增加后，体内血管扩张，有利于活血，从而促进体内血液循环，达到滋养肝肾的目的。

注意吃好早餐

现代人对吃好早餐的好处都不陌生，但是很少有人知道，吃好早餐对肝脏也是很有好处的。

人在睡眠的时候，新陈代谢放缓，是脏腑休养生息的时候。经过一晚上的消化，大量的水分和营养被消耗，前一天所吃的晚饭已经被消耗殆尽。清晨醒来，新陈代谢会逐渐恢复到正常水平。此时人体葡萄糖储藏相对匮乏，急需能量和营养的补充。因此，早餐是日常养生中关键的一餐。

人体得不到足够的能量供给，就不得不消耗肝脏中储存的蛋白质，而肝脏的正常工作也需要蛋白质的参与。这样，肝脏的营养不但要供自己使用，还得满足身体其他部位的需求，负担自然会加重。另外，很多不吃早餐的人在中午会吃很多东西，这无疑也增加了肝脏的负荷。不能消耗的能量在体内转化为脂肪，过多的脂肪在肝脏中堆积，就容易形成脂肪肝。

不吃早饭对肝脏危害很大。所以，无论多忙，一定要吃早餐。

第一章
第二章
第三章
第四章
第五章
第六章
第七章

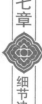

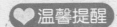
不吃早餐伤脾胃

不吃早餐，不仅对肝脏有坏处，而且对脾胃的伤害也是很大的。因此，要养成良好的习惯，无论如何也不能不吃早餐。

 乙肝患者忌美甲

时下美甲成了一种时尚，美甲虽然漂亮，但对人体健康是有伤害的，特别是对肝病患者。

第一，美甲会接触利器，如果在美甲过程中利器或指甲划破皮肤，乙肝病毒很容易通过伤口传染他人。第二，美甲会损害指甲上的保护层，这样指甲就会变得脆弱，很容易感染病菌。

此外，美甲所用的一些化学物质，也会损害乙肝患者的健康。美甲的过程中虽然看不到血液存在，但有可能会渗出肉眼看不到的组织液，而美甲店的消毒方法一般也不够规范、科学，所以感染疾病的风险很大。

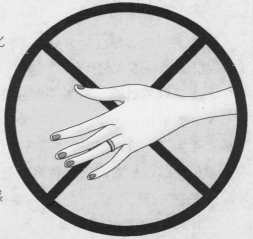

有研究显示，刺青、修脚、修眉、美甲等地方服务的工作人员是感染丙肝的高危人群。但由于丙肝的隐匿性高，因此80%的人并无明显不适。

丙肝对人体健康的危害可能比乙肝更大，目前为止它还没有可控办法，且向肝硬化或肝癌转化的时间更短，如果不积极进行治疗，这个转化的时间可能只有20～30年。

肝病患者不宜化妆文眉

　　现代社会，化妆文眉已经成为很多爱美的女性必不可少的美容项目。经常听到身边的女孩子说，现在不化妆都不敢出门，至于文眉的跟风者也是不计其数。大多数人都不知道，她们所追求的美丽是要以健康为代价的，肝病患者对此更需要注意。

　　我们平时所使用的化妆品可能含有重金属、激素或违禁抗生素等成分。这些已经能检测出或未被检测出的有害成分，被人体吸收后将部分或全部沉积在血液或人体的脏器中，将是潜伏在人体内的炸弹，随时可能对身体健康产生危害。

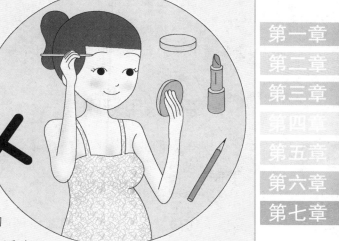

　　化妆品中常见的重金属物质有几种。首先是铅，日常生活中经常见到铅制品，但想象一下把铅涂在脸上，那就不是一件美好的事了。长期接触铅化合物或吸入金属铅尘埃，都会引起不同程度的铅中毒。铅能与多种酶结合从而干扰机体多方面的生理活动，对全身器官产生危害。其次就是汞，急性汞中毒后口腔炎可能在早期出现，有流涎、口渴、齿龈红肿、疼痛等症状，在齿缘可见"汞线"。呼吸道症状表现为胸闷、胸痛、气促、剧烈咳嗽、咳痰、呼吸困难，全身症状主要表现为头痛、头晕、乏力、低热、睡眠障碍、情绪激动、易兴奋等。最后就是砷，大多数化妆品中会添加砷，长期接触可导致慢性中毒，会引起神经系统的症状，比如说皮肤干燥、粗糙，鼻咽部干燥，鼻炎等，皮肤上可能还有色素的沉着。

第一章
第二章
第三章
第四章
第五章
第六章
第七章

肝脏是解毒的器官，化妆品中的重金属物质通过皮肤进入人体，肝脏势必会不停地解毒，从而增加了肝脏的负担，引发或加重各种肝脏疾病。所以，肝病患者应尽量少化妆或不化妆。

文眉，也算是微整形了，这种在脸上动针或动刀的行为，无论是否患有肝病，都还是尽量避免的好。因为目前文眉不管是技术还是消毒措施都不够完善。几个人共用一个刀片的现象很常见，这样等于直接把自己的血管暴露在体外，病菌通过血液进入身体，感染疾病就是不可避免的了。另外，文眉所使用的给眉毛增添颜色的色料，就像我们前面说的化妆品一样，可能含有重金属物质，使用后会加重肝脏的负担。所以，尽量不要去文眉。

避免共用牙刷

现在人们的日子越过越好了，像共用牙刷这样的事也少了，但还是要说一下共用牙刷的害处。

人的口腔是很脆弱的，易损伤，若是共用牙刷则会感染别人口腔里的疾病。若有黏膜破损或者牙龈出血之类的情况，那么感染的概率就会大大增加。就算是没有口腔疾病，也会传播很多有害的细菌。

有研究显示，家庭内的密切接触是感染乙肝的途径之一，主要指性接触、日常生活密切接触（如共用一个牙刷、毛巾、茶杯和碗筷等），均有感染乙型肝炎病毒的可能。所以，一定要谨记，避免跟别人共用牙刷，为自己的肝脏健康负责。

避免重复使用注射针头

每个人生病的概率也不低。一旦生病，我们就需要治疗，这个时候，打针是一个常用治疗手段。但是我们不知道，小小的注射针头使用不当，也是会给我们的健康带来很大的危害的。

注射针头是刺进人体的皮肤或血管的，若重复使用，那注射针头上所携带的病菌就会随着血液直接进入人体，那感染疾病也是必然的。

所以，日常生活中，我们一定要避免重复使用注射针头。

避免共用刮胡刀

日常生活中有许多小细节是不能忽视的，不然便会导致肝病。比如，不小心共用刮胡刀。这个平时看起来没什么大不了的小动作，有时候就会直接影响肝脏的健康。

平时我们不难见到几个人共用一把刮胡刀的情况，特别是集体宿舍。这样的情况多了，也就不觉得有什么了。其实，刮胡刀上的细菌很多，若很多人共用，很容易导致交叉感染。在刮胡子的过程中，若有刮伤或碰伤，刮胡刀上所携带的细菌、病菌就会乘机进入人体，从而导致疾病的发生。很多疾病，尤其是传染性疾病，比如乙肝、结核等病症便可这样传播。

所以，日常生活中，我们一定要注意个人卫生，避免共用刮胡刀、指甲剪、刮眉刀等工具。

养肝宜多喝水

人体是离不开水的，但很少有人知道水对人体的好处具体表现在哪些方面。水不仅对皮肤有好处，对肝脏也是有很大好处的。

多喝水可防止毒素损害肝脏。干燥易缺水的春秋季节，多喝水可补充体液，但多喝水不只是为补充人体所必需的水分，还有利于稀释血液，增强血液循环，促进人

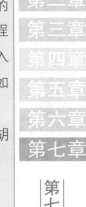

第一章
第二章
第三章
第四章
第五章
第六章
第七章

第七章 细节决定健康，生活中的养肝学问

体新陈代谢，多喝水还可促进腺体，尤其是消化腺的分泌，以利人体的消化、吸收营养和排除废物，减少代谢产物和毒素对肝脏的损害。肝功能不好的人更应每天坚持喝够6~8杯水。

多喝水可以防眼干，避免视力快速下降。其实，这也是多喝水对肝脏所起的诸多益处之一。前面提到，肝开窍于目，肝脏的健康对视力有着重要的影响。水有利于肝脏的排毒，肝脏的功能正常，眼睛才会明亮有神。

肝脏的排毒代谢功能好，皮肤自然就好了，这也是我们说的多喝水能美容养颜。

另外，多喝水有助通便，有利于食物的消化，还可以预防结石。所以，人们都说水是人体的"清道夫"。

少吃辛辣食品

注重养生的人，都知道养生要忌辛辣。保养肝脏也不例外。其实，辛辣食物也有许多好处，如能去湿、助消化等。但凡事都有利也有弊，辛辣食物亦如此，然而，辛辣食物对肝病患者来说是弊大于利。

辛辣食物刺激性比较大，影响脾胃的消化和吸收功能。过食可使体内湿从热化，表现为皮肤痤疮、血压升高、痔疮加重、鼻出血等。如果长期大量食用辛辣食品，则会引起胃脘灼热、腹胀、腹痛、恶心、呕吐、头晕，甚至呕血、尿血、血压下降等症状。动物实验证实，辣椒的主要成分辣椒碱对循环系统有一定影响，可引起短暂性血压下降、心跳减慢及呼吸困难等。因此，过食辣椒当心引发疾病。辛辣对于肝病患者来说要少吃或不吃，以免病情加重。

因为肝开窍于目，所以，眼病大都跟肝有关。红眼病、角膜炎等眼病患者吃辣椒会加重眼病，这也是因为刺激性的食物会影响肝脏的健康。同时，肝病引起的眼病，在治疗过程中，应忌食大量辣椒、生姜、大蒜、胡椒、芥末等辛辣食品，否则会影响疗效。

所谓肝胆相表里，胆囊不好，也会连累肝脏。慢性胆囊炎患者也应忌食辛辣食物，因为这些食物均有刺激胃酸分泌的作用，易造成胆囊收缩，诱发胆绞痛，甚至引发肝脏疾患。

肝病患者要多吃清淡的食物。辛辣食物易影响脾胃的消化吸收功能，吃多了会产生饱胀感，让人食欲不振，妨碍多种营养的摄入，而清淡的食物一般没有什么刺激性，而且比较容易被消化吸收，这样就能减轻肝脏负担，让肝脏有足够的时间来休息、排毒。

💗**温馨提醒**

除了肝病患者外，还有几种人要忌食辛辣。肠胃功能不佳者，食用辛辣会使胃肠黏膜产生炎症，所以也应忌食辛辣；有发热、便秘、鼻出血、口干舌燥、咽喉肿痛等病属热证者，吃辣也会加重病情；口腔溃疡者，吃辛辣会加重疼痛；产妇在产后一周内，吃辣椒不但使自己"上火"，出现大便秘结等症状，而且会影响婴儿，使婴儿内热加重。

避免过度用眼

中医说"久视伤血""肝脏开窍于目"，就是指用眼过度会导致肝阴虚、肝血虚，还会影响肝脏的解毒功能，所以说，爱护眼睛就等于保护肝脏。

养肝应避免过度用眼，要控制用眼时间，连续用眼半个小时左右，就要休息5分钟。多做一些眼睛保健操，可使眼内气血通畅，以达到消除睫状肌紧张或痉挛的目的。眼保健操也很简单，两掌轻捂双眼，使肌肉放松，然后，轻按眼周的穴位。户外活动也是一个消除眼疲劳的好方法，可以登高望远，也可将视线移向高处，这些都对眼睛的疲劳有很好的缓解作用。

第一章
第二章
第三章
第四章
第五章
第六章
第七章

第七章　细节决定健康，生活中的养肝学问

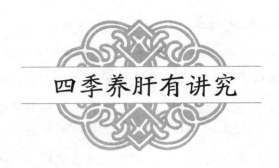

四季养肝有讲究

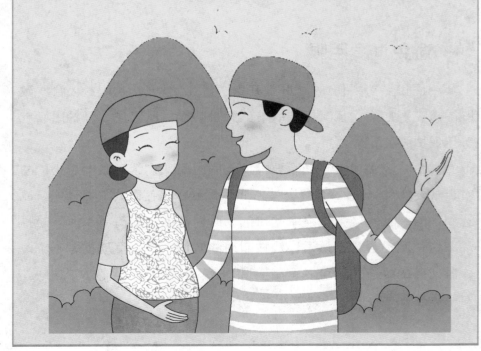

春季谨防"肝火"上炎

中医学认为，春应于肝，肝主疏泄，在志为怒。人的情志活动与肝的疏泄功能有着密切关系，肝的疏泄功能失调，就会造成抑郁多愁、急躁易怒等情绪变化。春季冰雪消融，万物复苏，生机盎然，阳气升发，而人体的阳气亦顺应自然，向外向上升发。若调摄不当，升发太过，往往也会出现急躁、易怒的情绪，导致"怒则气上"的病理表现。因为人在发怒的时候，气血壅滞在头部，不能正

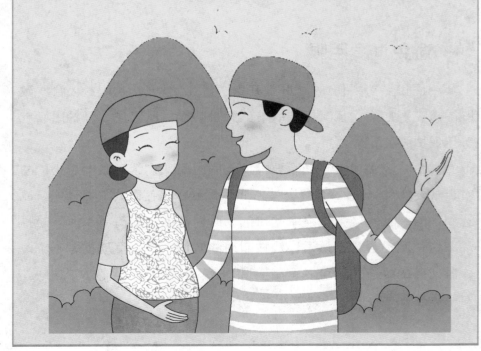

常输送到全身其他部位而引起疾病。现代研究也发现，春季是脑血管疾病、高血压、胃溃疡的高发季节，这与春天人的情绪易于波动有一定关系。

所以，春季养生应尽量保护肝的疏泄功能，所谓"生而勿杀，予而勿夺，赏而勿罚"，就是要保持心情舒畅，情绪愉快，在阳光普照、春风和煦的日子里，游山玩水，赏花问柳，积极参加社会活动，与性情开朗、乐观向上的朋友交往，以此来保持自己良好的精神状态，使肝气舒畅条达，机体气血流畅。

春季是由冬寒向夏热过渡的时期，气候多变，时有风寒温湿交替侵袭人体。这一季节以肝气为令，冬天蓄积于体内的阳气随着春暖转为向外升发，若阳气过多则会化成热邪外攻，如果遇到阳气骤升，内外两阳碰撞，则易引动内热而生肝火，继而诱发多种疾病，因而此时需调养肝气。

春天病菌滋生，又是蔬菜淡季，人体容易缺乏维生素，导致体内积热，病发春日常见的鼻孔、牙齿、呼吸道、皮肤等出血，以及头痛、晕眩、目赤眼疾等各种疾患，所以此时应少吃酸味，多吃甘淡的食物，以养肝健脾和胃，抗御外邪对人体的侵袭。同时，应增加黄绿色蔬菜与时令水果的摄取，补充维生素和无机盐。谷豆类的黑米、豆豉、大豆及其制品，禽鱼类的鸽子、鹌鹑、鲫鱼、泥鳅，蔬菜类的芥菜、菠菜、油菜、胡萝卜、春笋以及果品类的栗子、大枣、枸杞子、菠萝、甘蔗、橄榄等，将这些食品加以科学搭配食用，就能从中摄取丰富的营养，尤其是蔬果富含的多种维生素可充分满足肝脏的需求。值得注意的是，禁忌大辛大热及海腥类的食物，不吃过腻、过酸及煎炸食品，如辣椒、羊肉、海虾、肥肉、乌梅等，以免"火"上浇油。

肝阳过盛而体弱者，在春季容易引发"肝火"，易患风热感冒、热咳、热哮，要防患于未然，就得尽量避免突热暴暖、热风侵袭。若

第一章
第二章
第三章
第四章
第五章
第六章
第七章

第七章　细节决定健康，生活中的养肝学问

已感染成疾，风热感冒初起时，应戒烟禁酒，以杜绝生痰之源。

　　春季易上火，尤其要注意肝火的上炎，每遇春雨连绵或晨雾浓重又或是碰到挫折时，常会感到心情郁闷而恼怒。

　　所以，这时除了注意饮食调理，还要注意调养精神，修身养性，陶冶情操，制怒养肝。

🪭 春季养肝应注意节气变化

　　春天，阴消阳长，寒去热来，伴随万物的生长，人体的新陈代谢也日趋旺盛。然而，春风送暖的同时，一些病原微生物也会在此"复苏"，随风而来，乘虚而入。春季养生保健，要注意节气的变化。

1. 早春

　　刚入春，人体阳气升发，皮肤腠理初开，而早春乍暖还寒，突如其来的倒春寒又导致皮肤腠理密闭，气候的变化使人体的调节功能一时来不及应变，导致周身气血运行紊乱，其他脏腑器官受干扰而导致疾患发作。中医学认为，肝主藏血，调节人体血量分布；肝能调节情绪，有助于分泌排泄胆汁，促进脾胃对食物的消化吸收。所以，早春调养应重在养肝，兼顾益脾和胃、温补阳气以御寒保健。

　　养肝护肝建议：

　　●少量饮酒，多饮水。初春时节，寒气较盛，气候干燥，此时，少量饮酒有利于通经、活血、化瘀和升发肝脏阳气，而多饮水可以补充体液，增强血液循环，促进新陈代谢，减少代谢产物滞留人体损害肝脏。

　　●心情舒畅，平衡饮食。由于肝喜疏恶郁，故生气发怒易导致肝脏气血瘀滞不畅而成疾。因此，先要学会制怒，尽力做到心平气和、乐观开朗，使肝火熄灭，肝气正常生发、条达。饮食方面，蛋白质、糖类、脂肪、维生素、矿物质等要保持相应的比例，同时保持五味不偏。

2. 中春

随着气候的逐渐变暖，新陈代谢日趋旺盛，体表毛孔舒展，腠理疏松，血管变软，末梢毛细血管的供血量增加，而供给大脑的循环血液就相应减少，于是出现了懒洋洋的感觉，无精打采，昏昏欲睡，即常说的"春困"。

"春困"不是病，是人体对春季气候的一种适应性反应，属于生理现象。一些年长的人由于阳气回升太过，会感到精神萎靡，身体倦怠，易导致旧病复发。怎样克

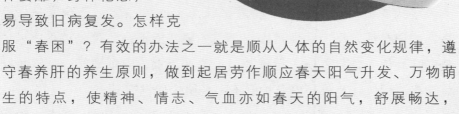

服"春困"？有效的办法之一就是顺从人体的自然变化规律，遵守春养肝的养生原则，做到起居劳作顺应春天阳气升发、万物萌生的特点，使精神、情志、气血亦如春天的阳气，舒展畅达，生机勃发。

养肝护肝建议：

● 起居方面。宜早卧早起，保证充足的睡眠时间。充足的睡眠使肝气调达，同时有助于肝藏血，以消除疲劳。还要注意居室空气的流通，消除"春困"。

● 锻炼方面。要做到清晨早起，松解衣扣，散披头发，放松形体，信步漫行。让肝气舒达，同时选择轻柔舒缓的活动项目，如打太极拳、慢跑、做体操等，以活动关节，舒展肢体，使肝气疏利，阳气升发。

● 饮食方面。中医学认为，春困是因为肝气郁结，应多吃养肝佳蔬以调肝气。现代医学研究认为，"春困"与维生素摄入不足有关，而蔬菜中维生素含量较多，所以，要多吃菠菜、荠菜、香椿、韭菜等。

第一章
第二章
第三章
第四章
第五章
第六章
第七章

第七章 细节决定健康，生活中的养肝学问

3. 晚春

从清明到谷雨称为晚春，处于春夏交替之时，风多雨少，气温渐渐攀升，人体内的"肝火"也随着天气慢慢"升"了起来，表现为口舌生疮、咽部干痒等。此时在适当的时机正确地对身体进行养护，可起到事半功倍的效果。

养肝护肝建议：

●饮食方面。除了生活中注意补充水分、清淡饮食、忌食辛辣以外，还可以在家里自制一些能去火的饮食，酸梅汤就是易于制备、去火效果明显的膳食之一。

如何自制酸梅汤呢？按3：2：1的比例配取乌梅、山楂、甘草，加上冰糖适量。将搭配好的材料放入盛满水的锅中煮开。煮开后将火改为小火熬制40分钟左右。待酸梅味熬出后再品尝一下味道是否合适，如果合适，稍凉后便可饮用了，如果味道不合适可以放入冰糖调整口味。该汤益气养肝，行气散瘀，生津止渴，除烦理气，常饮可祛病除疾，保健强身，是养肝护肝不可多得的保健饮品。

此外，蜜糖红茶也适用于春天肝气偏旺者，即用红茶5克，放保温杯内，以沸水冲泡，加盖闷片刻，调适量蜂蜜便可饮用。每日饭前各饮1次。

●锻炼方面。在春季开展适合时令的户外活动，如散步、踏青、打球、打太极拳等，既能使人体气血通畅，吐故纳新，强身健体，又可怡情养肝，达到护肝保健的目的。

夏季养肝护肝有章法

古人说："夏气热，宜食菽以寒之，不可一于热也。禁温饮食、饱食、湿地、濡衣服。"意思是夏天天气炎热，应多吃杂粮以寒其体，不可过多食用热性食物，不宜过饱，不居潮湿处，不穿湿衣。肝病患者在夏季则应注意以下问题：

① 情绪宜稳定	夏季天气炎热，人的情绪也会不稳定。暴怒、抑郁等不良情绪会损害肝脏，从而诱发肝脏疾病或使原有的肝脏疾病加重。
② 忌劳累	由于夏季昼长夜短很多人会延长夜生活时间，在外唱歌、聚会。缺乏休息，过于劳累，检查肝功能就会发现氨基转移酶升高。这是因为过度劳累加重肝脏缺氧、缺血的情况，容易使原来已经受损的肝细胞因缺氧、缺血而坏死。
③ 忌感冒受凉	夏季气候多变，客观增加了细菌、病毒感染的概率。肝炎患者一旦重叠感染其他病毒或细菌，往往可以使肝病病情反复或加重。
④ 忌醉酒	夏季外出就餐聚会的机会相应增多，饮酒过量引起肝病复发的病例也很多。绝大部分酒精要经肝脏代谢，短时间内饮下大量的酒，会给原本就患病的肝脏带来沉重的代谢负担，导致肝病急性发作。
⑤ 忌暴饮暴食	暴饮暴食容易造成肝胆、肠胃、胰腺等脏器的负担过重，加重肝脏或胆囊的病变。
⑥ 注意保暖	肝病患者应适当外出晒晒太阳，不可贪凉，如整天使用空调、吃冷饮是不利于肝病的恢复的。

第一章
第二章
第三章
第四章
第五章
第六章
第七章

第七章

细节决定健康，生活中的养肝学问

　　饮食上宜选择具有解暑气、解暑毒的食物，如西瓜、番茄、黄瓜、草莓、甜瓜等，防止暑气耗伤人体气阴。荤素合理搭配，注意烹调的方式，保证营养，少吃油腻、辛辣的食物或甜食。肝病患者在夏季一定要杜绝生吃海鲜和肉食，海鲜中往往含有病毒或细菌，如果没有经过高温消毒，这些海鲜有可能就是传染源。

　　此外，要注意避暑，可以在清晨或傍晚进行适当的运动，但要注意避暑。

秋季养肝的注意事项

　　秋高气爽，气候干燥，容易使人肝火旺盛而心烦气躁，控制不了情绪而发脾气，殊不知发脾气的同时也容易伤肝，加之秋季早晚温差变化较大，更容易造成感冒、腹泻等季节性疾病，导致肝病的发生或复发，因此，养肝护肝在秋季就变得尤为重要。综合起来看，肝病患者要做到以下几点：

　　●初秋果实成熟，气候宜人。但随着气温的日益降低，树叶凋零，大地一片萧条，容易让人产生悲伤的情绪。过度的悲伤不仅使人的食欲下降，而且会影响人的神经系统，使免疫功能下降。所以，肝病患者在秋季要保持良好的情绪。多欣赏身边的美景，要知道花开花落是一种自然规律。此外，肝病患者的家属也要经常性地与患者进行沟通，帮助患者保持良好的心理状态。

　　●肝病患者在秋天这个收获的季节千万不要因忙碌而劳累，那样会加重病情。可以适当进行轻微的锻炼，以不感到劳累为宜。

　　●肝病患者在秋季应早睡早起，养成良好的作息习惯。

●要注意合理饮食，以滋润防燥。适当地饮水，多吃多汁的食物，如西红柿、萝卜等。梨可以滋润五脏，清六腑；南瓜对脂肪肝有明显的疗效，同时还是防治肝病、糖尿病的良药。

百合既是佳蔬，又是良药，能清热生津。莲子益脾养心、固精止泻、开胃安神，大枣安中益气、补血益阴，莲子大枣粥是肝病患者健脾养肝的清淡滋润佳品。桂圆对慢性肝病患者的贫血和神经衰弱有一定的辅助治疗作用。此外，肝肾阴虚的肝病患者，间断食用黑芝麻糊、桂圆核桃粥，对防治肝火旺盛所致的眩晕、腰膝酸软有一定疗效。

 ## 肝病患者冬季进补要注意

肝病患者冬季进补时不能一味地"盲补"，应根据自身的情况有的放矢地进补，尤其应注意：

1. 补肾填精宜为温补

肾是人体根本之所在，是人体生命活动的源泉，它滋五脏的阴气，发五脏的阳气。冬季养生调养摄取食物当以补肾温阳、固本培元、强身健体为首要原则。

冬季调养宜多选温性的食物，常以鹿肉、羊肉、韭菜、虾仁、栗子、胡桃仁等温补肾阳，以海参、芝麻、黑豆等益精填髓。按照现代营养学的观点，冬季温补类的食物热量较高，营养丰富，滋养作用强，有极为丰富的蛋白质、脂肪、矿物质等。

对肝病患者来说，每日每千克体重大约需要1.5克蛋白质，1克脂肪，6克糖类。对于一个体重60千克的人来说，每日摄入90克蛋白质、60克脂肪、360克糖类比较合适。

2. 均衡饮食

肝脏是人体内最大的消化腺，是各种物质的代谢中心，如能

第一章
第二章
第三章
第四章
第五章
第六章
第七章

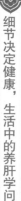

把好"口"这一关，做到让生命赖以生存的各种营养物质，即蛋白质、脂肪、糖类、维生素、矿物质、纤维素、水等能按需摄入，使肝脏得到充足的营养及保护。

3. 食补巧用补品

虽然冬季进补可以增强体质，祛病强身，但还要注意方法，方法适当，才能取得事半功倍的效果。许多人往往习惯在冬季服些人参、鹿茸、阿胶、黄芪等补益药，这些补品对人体各有益处，但如果服用不当则不但不会见效，还会带来一些不良反应。所以，冬令进补养生，首先应遵循"药补不如食补"的原则，病后肠胃功能虚弱的人更是如此。

通过调整饮食，补养脏腑功能，促进消化功能和全身机能的康复，将起到药物所不能起到的作用。另外，食补与药补两大类补品各有千秋。一般来说，虚证明显或病后虚弱者，初期宜用药补；虚证不明显，以养生为目的，或药补后体虚已有改善者，不妨有针对性地进行食补。

4. 药物要"精"

药物不在多，而在于精心组合，把现代医学的辨病与中医的辨证结合起来，把局部病变和整体体质结合起来，把微观和宏观结合起来，综合全面分析，这样制订的养生方案往往能获得比较满意的效果。

附录　保养五脏的好处

　　五脏是人体生命的核心，也是人体这一"精密机器"平稳正常运转的基础，那么，保养五脏具体有什么样的好处呢？

保养好心脏，神志清明，面色红润

　　中医学认为，心主血脉。《黄帝内经》中说："血者，神气也。"所以，只有心的血气充足，人才能神志清明，思维敏捷，而这也能解释为什么在现实生活中，心脏疾病和脑部疾病往往并行发作，而且心脏疾病患者往往会出现精神衰弱、记忆力下降，甚至言语错乱、神志癫狂的症状。

　　心脏的健康与否往往可以从人的面色看出来，如果心气旺盛，则面色白里透红；如果心气衰弱，则会出现面色苍白萎黄，同时还伴有全身无力的现象；如果心火上亢，则往往会出现面色红赤，甚至还有全身发热、神志不清的现象。

保养好脾脏，气血充盈，不水肿

　　在中医学中，脾脏被人称为"后天之本"。脾脏在人体中主要的作用就是运化水谷精微，也就是将食物转化为人体所需要的营养，并将这些营养散播和输送到人体的各个部位，为五脏的正常运转提供足够的营养。如果脾脏运化失常，就会出现腹胀、腹泻、食欲缺乏、疲倦、面黄肌瘦等现象。

　　日常生活中，不少人尤其是长期做案头工作的女性朋友往往会出现水肿的现象，她们为了避免水肿往往会大量服用咖啡、茶，甚至利尿剂。殊不知，水肿的根本原因是脾脏虚弱，正如《黄帝内

第一章
第二章
第三章
第四章
第五章
第六章
第七章

经》中说的那样："诸湿肿满，皆属于脾。"只有脾脏健运，才能从根本上解决水肿问题。

保养好肝脏，生活快乐，不贫血

日常生活中，当我们生气的时候，往往会说"气得肝儿疼"。由此可见，情志不畅，往往会导致肝气不畅，而肝气不畅又会进一步导致血流不畅，以至于情志更加不稳定，所以只有保养好肝脏，才能保证肝气正常运行。肝气运行正常，人才能精神焕发，心情舒畅。

在中医学中，肝还有一个别名——"血海"，顾名思义，也就是藏纳人体血液的地方。如果肝脏不够健康，往往会导致血液不足。因此，患有肝病的人往往伴有贫血的症状，在剧烈运动的时候会出现面色苍白的现象。所以，想要彻底解决贫血问题，保养好肝脏是一个重要环节。

保养好肾脏，得"益"一生

肾脏在中医学中被称为"先天之本"，肾脏的健康决定着人一生的健康和幸福。

提起保养肾脏，很多人会误以为这是成年男子的"专利"。其实不然，无论男女，人的一生各个阶段，都要注意对肾脏进行保养。

在婴幼儿时期，如果家长不注意保养孩子的肾脏，往往导致孩子的身体和智力发育迟缓，季节稍有变化就会生病。

少年和成年时不注意保养肾脏，往往导致尿频尿急、夜间尿床的现象，严重影响工作、生活和心理健康。妇女肾虚还会导致更年期提前。

老年肾虚，往往会加重阿尔茨海默病（旧称老年性痴呆），以及导致骨骼和五官疾病。

保养好肺脏，呼吸顺畅，皮肤好

在中医学中，肺主气。肺的功能正常，人体才能把自然界中的新鲜空气吸入体内，同时将体内的废气排出，以此保证新陈代谢的正常进行，同时为五脏之气的生发和运转提供基础。肺脏一旦停止活动，人的生命活动也就终结了。

因为皮毛生发于肺，只有肺脏健康，皮肤才能健康。肺脏如果不健康，就会出现毛孔粗大、皮肤油腻等症状。更重要的是，如果肺脏受到损伤，往往会导致人体的抵抗力下降。只有肺脏健康，才能皮肤好，寿命长。

人体的五脏就像五行一样，相生相克，相侮相乘，只有保养好五脏，人体才能健康，我们的生活才能幸福、快乐。

第一章
第二章
第三章
第四章
第五章
第六章
第七章

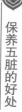

附 录

保养五脏的好处

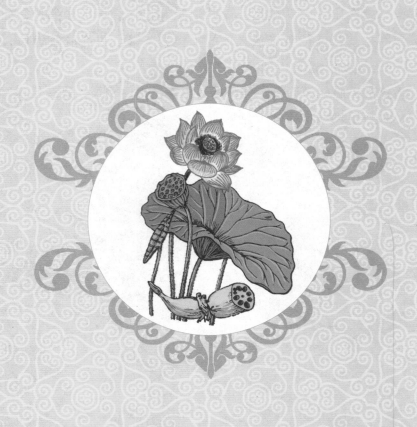